Die Wirbelsäule in Forschung und Praxis, Band 94

Zur Ätiologie der Spondylolisthesis

DIE WIRBELSÄULE IN FORSCHUNG UND PRAXIS

Herausgegeben von
Professor Dr. med. Dr. med. h. c. Herbert Junghanns, Bad Homburg v. d. H.

Band 94

Zur Ätiologie der Spondylolisthesis

Experimentelle Untersuchungen über die Biomechanik des lumbosakralen Abschnittes
von Y. Suezawa und H. A. C. Jacob

und

Klinische Nachkontrollen
von Y. Suezawa

Zusammengestellt von
Dr. med. Yoshinori Suezawa

Geleitwort von
Prof. Dr. med. Adam Schreiber

Mit 84 Abbildungen in 124 Einzeldarstellungen und 15 Tabellen

HIPPOKRATES VERLAG STUTTGART

CIP-Kurztitelaufnahme der Deutschen Bibliothek

Suezawa, Yoshinori:
Zur Ätiologie der Spondylolisthesis / experimentelle Unters. über d. Biomechanik d. lumbosakralen Abschnittes von Y. Suezawa u. H. A. C. Jacob u. klin. Nachkontrollen von Y. Suezawa. Zsgest. von Yoshinori Suezawa. Geleitw. von A. Schreiber. – Stuttgart : Hippokrates-Verlag, 1981.
  (Die Wirbelsäule in Forschung und Praxis ; Bd. 94)
  ISBN 3-7773-0534-0
NE: Jacob, H. A. C.:; GT

Autoren:
Dr. med. Yoshinori Suezawa und Ing. H. A. C. Jacob
Orthopädische Universitätsklinik Balgrist
Forchstr. 340
CH 8008 Zürich

Geleitwort von:
Prof. Dr. med. A. Schreiber
Direktor der Orthopädischen Universitätsklinik Balgrist
Forchstr. 340
CH 8008 Zürich

ISBN 3-7773-0534-0

ISSN 0510-5315

Alle Rechte, auch die des auszugsweisen Nachdrucks, der fotomechanischen Wiedergabe und der Übersetzung, vorbehalten. Kein Teil des Werkes darf in irgendeiner Form (Fotokopie, Mikrofilm oder ein anderes Verfahren) ohne Genehmigung des Verlages vervielfältigt werden. © Hippokrates Verlag GmbH, Stuttgart 1981. Printed in Germany 1981. Satz und Druck: Georg Wagner, Nördlingen

Inhaltsverzeichnis

Geleitwort von Prof. Dr. med. A. Schreiber	8
Vorwort	9
I. Einleitung	11
II. Literaturüberblick	12
1. Biomechanische Untersuchungen an der Lendenwirbelsäule	12
2. Spondylolisthesis	14
2. a) Kongenitale Theorie	14
2. b) Traumatische Theorie	15
2. c) Dysplastische Theorie	15
2. d) Trophostatische Theorie	16
III. Biomechanische Untersuchungen (Y. Suezawa und H. A. C. Jacob)	19
1. Einleitung	19
2. Theoretische Überlegungen	19
3. Untersuchung I	20
3. 1. Material	20
3. 2. Methode	21
3. 3. Resultat	22
3. 3. 1. Axiale Druckkraft	22
3. 3. 2. Transversale Belastung	22
3. 3. 2. a) Verschiebung in sagittaler Ebene	22
3. 3. 2. b) Verschiebung in frontaler Ebene	24
3. 3. 2. c) Extreme Verschiebung nach ventral	24
3. 4. Diskussion	24
4. Untersuchung II	26
4. 1. Einleitung	26
4. 2. Theoretische Überlegungen	27
4. 3. Material	28
4. 4. Methode	29
4. 5. Resultat	30
4. 5. 1. Neutralstellung des Körpers	30
4. 5. 2. Extreme Extension	31
4. 5. 3. Maximale Flexion	32
4. 5. 4. Verschiedene Kraft R'	32
4. 6. Diskussion	33
5. Untersuchung III	34
5. 1. Einleitung	34
5. 2. Untersuchung III A	35
5. 2. 1. Material und Methode	35
5. 2. 2. Resultat der Untersuchung III A	35
5. 3. Untersuchung III B	37
5. 3. 1. Material	37
5. 3. 2. Methode	37

5. 3. 3. Resultat der Untersuchung III B	38
5. 4. Diskussion	40

IV. Klinische Untersuchungen — 42

1. Untersuchung I	42
1. 1. Kasuistik	42
1. 2. Schweregrad und Lokalisation der Olisthesis	42
1. 3. Anamnese	43
1. 4. Röntgenbefund	43
1. 5. Klinischer Befund	43
1. 6. Therapie	44
1. 7. Diskussion	44
2. Untersuchung II	44
2. 1. Einleitung	44
2. 2. Kasuistik	45
2. 3. Klinische Resultate	45
2. 4. Wirbelgleiten	45
2. 5. Bandscheibenverschmälerung	47
2. 6. Pseudarthrose	48
2. 7. Diskussion	48
3. Untersuchung III	49
3. 1. Kasuistik	50
3. 2. Klinische Resultate	50
3. 2. 1. Subjektive Beschwerden	50
3. 2. 2. Klinischer Befund	51
3. 2. 3. Röntgenbefund	51
3. 3. Diskussion	53
4. Untersuchung IV	57
4. 1. Einleitung	57
4. 2. Kasuistik	60
4. 3. Operationsmethode	60
4. 4. Postoperative Ruhigstellung	61
4. 5. Resultat	61
4. 5. 1. Klinische Ergebnisse	61
4. 5. 2. Röntgenbefund	63
4. 5. 2. a) Korrektur und ihr Verlust	63
4. 5. 2. b) Pseudarthrose	63
4. 5. 2. c) Fälle	63
4. 6. Diskussion	66
5. Operationsindikation	68
5. 1. Spondylolisthesis mit neurologischer Symptomatik	70
5. 2. Spondylolisthesis ohne neurologische Symptomatik	70

V. Radiologische Untersuchungen — 76

1. Einleitung	76
2. Material	76
3. Methode	76
4. Resultat	77
4. 1. Schweregrad und Lokalisation der Spondylolisthesis	77
4. 2. Dysplasieindex	77
4. 3. Neigung des Gelenkfortsatzes	78
4. 4. Horizontaler Abstand zwischen der oberen und unteren Gelenkfläche von L5	78

       4. 5. α-Winkel   78
       4. 6. β-Winkel   79
       4. 7. Sagittaler Durchmesser des Wirbelkanals   79
       4. 8. Transversaler Durchmesser des Wirbelkanals   79
       4. 9. Reproduzierter sagittaler Durchmesser des Wirbelkanals   79
    5. Diskussion   80

VI. Diskussion   83
    1. Die mechanischen Eigenschaften der Bandscheibe und der dorsalen Komponente . . .   83
    2. Zur Entstehung der Spondylolyse und Spondylolisthesis   84
    3. Operative Eingriffe   92

VII. Schlußfolgerungen   94

VIII. Literaturverzeichnis   96

IX. Sachverzeichnis 103

Geleitwort

Die praktisch-klinische und die wissenschaftliche Bearbeitung von Problemen der Wirbelsäule gehörten seit jeher zu den wichtigsten Arbeitsgebieten des Balgrist. W. Schulthess hat damit den Ruf der Klinik begründet und Scherb und Francillon selbst oder ihre Schüler fördernd, haben auch diese Tradition weitergeführt. In der Monographie von Taillard über die Spondylolisthesis ist der damalige Stand vorwiegend klinisch orientierter Forschungsergebnisse über diese Veränderung an der Wirbelsäule abschließend dargestellt. Die moderne Wissenschaft, insbesondere auch in der Orthopädie, ist aber heute ohne die Grundlagenforschung und ohne die Biomechanik nicht mehr möglich. Ich habe deshalb Herrn Y. Suezawa in seiner Absicht bestärkt, den ganzen Fragenkomplex gemeinsam mit Ing. H. A. C. Jacob, Leiter unseres Biomechanischen Labors, auch noch von dieser Seite her zu bearbeiten.

So ist die vorliegende Arbeit entstanden: Neben der Nachkontrolle und klinischen Beurteilung der Verläufe von über 1800 Patienten mit Spondylolisthesis aus dem Krankengut der Klinik Balgrist sind eingehende biomechanische und experimentelle Studien durchgeführt worden. Die zum Teil völlig neuen Erkenntnisse werden mit den klinischen Ergebnissen in Korrelation gebracht, und dadurch ist es möglich geworden, die ausführlichen Schlußfolgerungen bezüglich Aetiologie der Spondylolisthesis, spontanen Verlaufsformen, sowie der modernen Prinzipien konservativer und operativer Behandlung zu entwickeln und zu begründen. Die wohl einmalige Größe des zur Verfügung stehenden und bestens dokumentierten Untersuchungsmaterials sowie die Anwendung modernster Technologie zur Beurteilung der am lumbosakralen Übergang unter den verschiedensten Bedingungen auftretenden Kräfte, beides mit viel Sorgfalt, Vorsicht, aber auch Phantasie zusammen verarbeitet, bilden die äußerst solide Basis dieser Schlußfolgerungen.

Ich bin deshalb überzeugt, daß diese Arbeit nicht nur in den sich um diese Probleme bemühenden Fachkreisen die ihr gebührende Beachtung finden wird, sondern daß sie vor allem auch dazu beitragen wird, unser Verständnis der mit der Spondylolisthesis zusammenhängenden Fragen zu verbessern. Dieser Vorteil wird sich, wie ich hoffe, auch in einer differenzierteren und konsequenteren Behandlung der uns anvertrauten Spondylolisthesis-Patienten niederschlagen.

Zürich, März 1981   Adam Schreiber

Vorwort

Vor 60 Jahren führte Prof. SCHERB offenbar zum ersten Mal in Europa einen operativen Eingriff an der Spondylolisthesis durch. Sein Ziel war die Normalisierung der unterbrochenen und unphysiologischen Wirbelkrümmung durch eine Reposition und Spondylodese.

Heute, 60 Jahre später, versucht man durch verschiedene Repositionsmethoden, eventuell Dekompression und Spondylodese mit oder ohne Fremd-Implantat, gute klinische Resultate zu erzielen.

Dabei bleibt die Problematik über die noch häufig vorkommende Pseudarthrose, unvollständige Reposition und unbefriedigenden klinischen Resultate noch ungelöst.

Auch die nachfolgenden Direktoren der Orthopädischen Universitätsklinik Balgrist, Zürich, haben sich besonders dem Problem der Wirbelsäulenerkrankung und insbesondere der Spondylosisthesis zugewandt (FRANCILLON 1953, 1958, 1975, SCHREIBER 1968, 1970). Neben ihrem persönlichen wissenschaftlichen Engagement haben sie auch das Interesse bei ihren Mitarbeitern, wie z. B. TAILLARD 1954 und 1957, MORSCHER 1963, SCHEIER 1967, LUTZ 1967 und MERKI 1969 geweckt. In der Tradition zu diesen Untersuchungen fortfahrend hat mir mein Chef, Prof. Dr. A. SCHREIBER, vertrauensvoll die weitere Bearbeitung dieses schwierigen medizinischen und orthopädischen Problems überlassen.

Die vorliegende Arbeit wäre ohne die beispielhaften wissenschaftlichen Institutionen der Universität Zürich nicht möglich gewesen.

Ohne eine vollständige Aufzählung aller Personen, die mir bei der Durchführung behilflich waren, bringen zu können, möchte ich an dieser Stelle den nachfolgenden Personen doch von ganzem Herzen Dank sagen:

Meinem Lehrer und Chef in der Orthopädie, Herrn Prof. Dr. A. SCHREIBER, welcher mir ermöglichte, an der Biomechanik des lumbosakralen Abschnittes experimentell und klinisch zu arbeiten und mich stets großzügig und fördernd unterstützte,

Herrn Prof. Dr. G. TÖNDURY für seine freundliche Beratung in bezug auf die Anatomie und Embryologie des lumbosakralen Segmentes.

Herrn Prof. Dr. CH. HEDINGER und seinen Mitarbeitern für ihre Hilfe bei den experimentellen Untersuchungen,

Herrn Ing. H. A. C. JACOB für seine gute Mitarbeit und fachliche Beratung bei den experimentellen Untersuchungen über die Biomechanik,

Herrn PD Dr. N. WALKER und Dr. F. P. BERNOSKI, für ihre Hilfe bei den langfristigen klinischen Untersuchungen und statistischen Auswertung,

Herrn Dr. M LANGLOTZ, der mir vor allem bei der radiologischen Messung und Auswertung zur Seite gestanden hat,

Herrn Dr. phil. J. BLEIKER für die Überarbeitung des Textes, vor allem bezüglich meiner sprachlichen Schwierigkeiten,

Fräulein U. CERNY, für die gewissenhafte Erstellung des Manuskriptes, den Mitarbeitern in der Röntgenabteilung für die Mithilfe bei der biomechanischen Untersuchung und den Mitarbeitern der Dokumentationsabteilung für die zahlreichen Abbildungen,

Fräulein E. LOOSER für die Korrektur der Fahnenabzüge.

Zürich, April 1981   YOSHINORI SUEZAWA

I. Einleitung

Bekanntlich verursacht die Spondylolisthesis und/oder Spondylolyse über 60% aller tiefen Lumbalgien, die auf orthopädische Erkrankungen zurückzuführen sind. Das progrediente Wirbelgleiten ist dabei mehr für die Beschwerden verantwortlich als die durch die Spaltbildung der Interartikularportion bedingte Instabilität infolge der Spondylolyse. Viel mehr Patienten haben Schmerzen bei Spondylolisthesis als bei Spondylolyse (gemäß unserem Krankengut 4,7:1; die Häufigkeit der Olisthesis gegenüber der Lyse in der Bevölkerung beträgt 1:2). Trotz der zahlreichen Arbeiten über die Olisthesis bleiben die meisten Probleme ungelöst und unklar: Die Diskrepanz in den häufig ungenügenden statistischen, histologischen oder biomechanischen Untersuchungsresultaten verursacht die immer noch unklare Ätiologie. Im Zusammenhang damit und mit der unklaren Pathogenese und dem Mechanismus des Wirbelgleitens ist das klinische Ergebnis der operativen Eingriffe nicht immer befriedigend im Vergleich zu anderen Operationen, z. B. die der Diskushernie. Auch der große Prozentsatz der symptomfreien Olisthesis und/oder Lyse-Träger erschwert genauere Untersuchungen. Auch ungenügende oder unnötige ärztliche Information über „die Wirbelverschiebung" kann oft beim Patienten eine übertriebene Angst vor der Krankheit auslösen bei uncharakteristischer klinischer Symptomatik.

Deshalb glauben wir, daß es notwendig ist, die Ursachen der Spondylolisthesis genauer abzuklären. Wir berichten hier über die Ergebnisse unserer biomechanischen, klinischen und radiologischen Untersuchungen und versuchen ferner, die Ätiologie, Pathogenese und therapeutischen Möglichkeiten abzuklären.

Wir haben seit 1976 die biomechanische Untersuchung an der Lendenwirbelsäule, vor allem im lumbosakralen Bereich durchgeführt, um das mechanische Verhalten des lumbosakralen Bewegungssegmentes genau abzuklären. Wir haben die Untersuchungen auf das lumbosakrale Segment beschränkt, da das Segment L5 als Übergang zwischen den flexiblen Wirbelsegmenten und dem festen Becken am stärksten belastet wird und da, wie JUNGHANNS (1933) und TÖNDURY (1958) berichteten, hier die meisten Varianten oder Mißbildungen vorkommen. Das Vorkommen der Spondylolyse und der Spondylolisthesis ist gerade im lumbosakralen Bereich am häufigsten. Die Resultate dieses biomechanischen Versuches ermöglichen es auch, die wesentlichen ätiologischen Faktoren der Spondylolyse oder Spondylolisthesis zu beleuchten.

Es wurden durch eine Belastungsvorrichtung die lumbosakralen Bewegungssegmente von frischen Leichen belastet, um die Kraftübertragung in den Segmenten zu beobachten. Ferner konnten wir an mazerierten Lendenwirbelkörpern 5 die kleinen Straingages einbauen, wobei die mechanischen Verhältnisse des dorsalen Anteils des Segmentes, der Interartikularportion auf Wirbelgelenke, genau abgeklärt werden konnten.

Getrennt von dieser biomechanischen Untersuchung haben wir eine klinische Nachkontrolle bei ca. 2000 Patienten mit Spondylolisthesis und/oder Spondylolyse mit und ohne Operation vorgenommen. Eine radiologische Analyse im lumbosakralen Bereich wurde dann bei 300 Patienten mit Spondylolyse oder Spondylolisthesis und bei 300 Patienten ohne diesen Befund durchgeführt, um die radiologischen Verhältnisse des dorsalen Anteils des lumbosakralen Segmentes bei Spondylolisthesis, -lyse, Dysplasie der Interartikularportion und ohne solche Befunde klarer darzustellen.

In den einzelnen Kapiteln werden dann die einzelnen Untersuchungsergebnisse diskutiert, und im letzten Kapitel wird die klinische Bedeutung dieser gesamten Untersuchung besprochen.

II. Literaturüberblick

II.1. Biomechanische Untersuchungen an der Lendenwirbelsäule

Das elastische Verhalten der Bandscheibe wurde schon 1880 von MESSERER beschrieben. LUSCHKA betrachtete die Verbindungen benachbarter Wirbelkörper durch die Bandscheiben als Halbgelenke, Hemiarthrosen (1858). Es wurde von DE PUKY 1935 bei 1200 Leuten beobachtet, daß die Oszillation der Körpergröße 1–2 cm beträgt. Diese wird durch das rheologische Verhalten der Bandscheiben verursacht (KEYES und COMPERE 1932). SCHMORL (1927) verdanken wir ausgedehnte anatomische und pathologisch-anatomische Untersuchungen an 1000 Wirbelsäulen. Er erkannte, daß der Nucleus pulposus in den Zwischenwirbelscheiben von entscheidender Bedeutung ist für die Funktion der Wirbelsäule als Stütz- und Bewegungsorgan des Rumpfes und als Schutzorgan des Rückenmarkes und seiner Nervenwurzeln. Die Zwischenbandscheiben des Erwachsenen sind völlig gefäßlos und werden nur indirekt durch Diffusionsströme ernährt, die wohl größtenteils von der Spongiosa her durch die fein durchlöcherte Schlußplatte an sie gelangen. Die fetalen Zwischenwirbelscheiben hingegen sind gut durchblutet, die Blutgefäße bilden sich aber gleich nach der Geburt zurück und sind beim 4jährigen bereits aus dem Gewebe verschwunden. In weitgehend zerstörten Bandscheiben findet man häufig junges, stark durchblutetes Granulationsgewebe. Immer sind Einbrüche der Knorpelplatten zu finden, durch welche Blutgefäße an der Wirbelkörperspongiosa in die Bandscheibe eingedrungen sind. Die Folge des Blutgefäßverlustes ist eine mit dem Alter zunehmende Dehydrierung des Bandscheibengewebes, insbesondere des Gallertkernes (Wassergehalt beim Neugeborenen 88%, beim 30jährigen 76%) und damit eine Herabsetzung der Elastizität der Wirbelsäule (TONDURY 1955, HASSLER 1969). Der Wassergehalt der Bandscheibe nimmt im Verlauf des Lebens ab (KEYES und COMPERE 1932). Das Phänomen wurde als osmotisches System der Bandscheibe erklärt (KEYES und COMPERE 1932, NAYLOR und SMARE 1951, CHARNLEY 1952). Die Bandscheibe ohne nennenswerte Gewebeveränderungen ist viskoelastisch (VIRGIN 1951). Die Hystheresis der Bandscheibe ist bei jungen Bandscheiben größer als bei alten (VIRGIN 1951). Bei jungen Bandscheiben ist die Steifigkeit kleiner und die residuelle Deformität größer als bei alten Bandscheiben (GÖCKE 1932, VIRGIN 1951).

Die Verminderung der Bandscheibenhöhe, auch die axiale Kompression, ist bei jungen Präparaten etwas geringer als bei degenerierten (INGELMARK und EKHOLM 1952, HIRSCH und NACHEMSON 1954).

Die dorsale und ventrale Dehnung der Bandscheibe wurde auch in axialer Belastung gemessen, wobei die Dehnung bei degenerierter Bandscheibe um 30% größer ist als bei normaler Bandscheibe (HIRSCH und NACHEMSON 1954). Der Druck im Nucleus pulposus nimmt, gemessen mittels der intradiskalen Methode von NACHEMSON (1960) linear der Zunahme der axialen Kompression entsprechend zu, und der intradiskale Druck ist durchschnittlich um 30–50% größer als die eingebrachte axiale Belastung pro Quadrat: Dieses Phänomen wurde von NACHEMSON (1960) so erklärt, daß der Nucleus pulposus reine axiale Kraft der transversalen Kraft transformiert. Der intradiskale Druck bei jungen und normalen Bandscheiben ist geringer als bei degenerierten, jedoch ist er pro Quadrat größer als bei alten. Die Erklärung ist, daß die degenerative Bandscheibe eine axiale Kraft der transversalen Kraft weniger transformiert als die junge und normale Bandscheibe. Der intradiskale Druck wurde von NACHEMSON 1964, 1966 in vivo gemessen. Dabei konnte der Druck in den verschiedenen Halterungen und Belastungsarten des Wirbels dokumentiert werden.

In axialen Belastungsversuchen hat ROLANDER (1966) die Verformung der belasteten Bandscheibe und des Wirbelkörpers mittels Extensometer präziser gemessen als bei anderen Untersuchungen.

Die Bandscheibenhöhe wurde unter einer axialen Kompression von 5 kp/mm^2 (gesamte Belastung von ca. 100 kp) nur um ca. 3% vermindert (im Vergleich zu den Höhenverminderungen von 10–15% in früheren Versuchen).

Die Festigkeit der Wirbelkörper, die seit 100 Jahren immer wieder geprüft wurde, beträgt durchschnittlich, je nach Autor, 0,15–0,88 km/mm2 (Rauber 1876, Messerer 1880, Lange 1902, Göcke 1926, Weaver et al. 1966).

Die Festigkeit der Bandscheibe ist größer als jene der Schlußplatte (Perey 1957, Brown et al. 1957, Rolander 1966). Perey beschrieb uns die Festigkeit der Schlußplatte von 1,09 kp/mm2 (gesamte Belastung von 600 kp) bei jungem Material. Diese ist bei alten Präparaten deutlich weniger mit einem Wert von 0,43 kp/mm^2 (insgesamt 260 kp).

Nach Entfernung der kleinen Wirbelgelenke samt dorsalen Bändern blieb die senkrechte Verschiebung der Bandscheibe im gleichen Verhältnis. Es wurde dabei auch beobachtet, daß die Resistenz der Bandscheibe unter exzentrischer Belastung am größten in Extension und weniger in Seitneigung und am wenigsten in Inklination war.

Galante untersuchte 1967 die mechanischen Eigenschaften des Anulus fibrosus an mehreren Schnitten der Bandscheiben der Lendenwirbelsäulen. Ihr mechanisches Verhalten war, je nach den Schnittrichtungen, unterschiedlich: Die Präparate, die in der horizontalen Ebene und schräg bis zum Aufrichtewinkel von 30° geschnitten wurden, waren am stärksten, die vertikal geschnittenen Präparate waren am schwächsten. Also ist die Resistenz der Verschiebung in Horizontalebene zur Bandscheibe am größten, wobei die Rotation und Extension entlang der vertikalen Achse am leichtesten zu belasten ist. Der vordere Anteil des Anulus fibrosus ist weniger flexibel und hat weniger residuale Deformitätsfähigkeit als der dorsale Anteil des Anulus fibrosus.

Die theoretische Rechnung von Bradford et al. (1956) wies eine gesamte Belastung von 1000 kp in der lumbosakralen Bandscheibe beim Aufheben einer Last von 160 kp vom Boden auf. Diese Diskrepanz zwischen der gemessenen Bandscheiben- und Schlußplattenfestigkeit und der theoretisch berechneten Belastung wurde weiter abgeklärt.

Die Rolle des intrathorakalen und -abdominalen Druckes wurde von Davis (1956), Bartelink (1957), Morris et al. (1961) untersucht.

Morris et al. (1961) untersuchten mittels Dehnungsmeßstreifen im Ösophagus und im Magen bei zehn gesunden Männern die Veränderungen des intrathorakalen und intraabdominalen Druckes beim Tragen einer schweren Last. Sie stellten fest, daß der lumbosakrale Übergang durch den intrathorakalen und -abdominalen Druck, vor allem beim Heben einer schweren Last, z. B. Gewichtheben, mindestens um 30% der gesamten Belastungskraft entlastet wird.

Bei statischem Belasten nimmt dieser Druck nicht viel zu, sondern vor allem beim dynamischen Belasten ist die wesentliche Steigerung des Druckes zu beobachten (Davis et al. 1964).

Die Steigerung des Druckes ist abhängig von der Größe der Belastung und erzeugt lineare Verhältnisse in Flexion oder seitlicher Neigung der Wirbelsäule (Andersson et al. 1977). Farfan et al. stellten anhand von Belastungsversuchen fest, daß die Torsion am meisten die Bandscheibenschädigung verursacht (1970).

Bei den Belastungsversuchen der obengenannten Autoren wurde die Belastungsflektion in der gesamten Bandscheibe gemessen, die strukturmäßig eigentlich anisotrophisch ist.

Das mechanische Verhalten der Bandscheibe bei Torsion wurde von Farfan (1970 und 1972) untersucht. Er betonte die wesentliche Rolle des kleinen Wirbelgelenkes bei der Rotation. Lin et al. untersuchte 1975 die Resistenz der lumbalen Bandscheibe bei direkter Scherkraft. Sie versuchten, finite Element-Modelle rechnerisch und anhand ihrer transversalen Belastungsversuche zu beschaffen. Die Fehler zwischen der aus den beiden Belastungsversuchen sich ergebenden Werten und den Werten der Modelle waren minim.

Im Belastungsversuch haben Panjabi et al. (1976) „Compling effect" an der Brustwirbelsäule beobachtet.

Während in fast allen bisherigen Versuchen die Belastung in einer bestimmten Richtung – axiale Kompression, transversale Schubkraft oder axiale Dehnung – angewendet wurde, führten Lin et al. (1978) kombinierte axiale und transversale Belastungsversuche durch, damit die Belastungsart physiologisch ähnlich bleibe. Dabei wurde das mechanische Verhalten des lumbalen Bewegungssegmentes unter Komplexbelastung abgeklärt.

Die mechanische Rolle der dorsalen Komponente (Wirbelbogen, -gelenke und Bänder) wurde in den meisten Belastungsversuchen unter axialer Kompression nicht genügend berücksichtigt. Fick (1904), Hadley (1935) und Spurling (1953) haben aufgrund ihrer Untersuchungsergebnisse angenommen, daß der dorsale Anteil keine wesentliche Rolle für die physiologische Belastung spiele.

Von verschiedenen Autoren (Ghormley et al. 1934, Guntz 1934, Shore 1935, Severin 1943,

Lewin 1955, Kelly 1958, Ingelmark 1959, Nachemson 1960, White 1969, Farfan 1973 und Lin 1978) wurde angenommen, daß die Kraftübertragung teilweise in der dorsalen Komponente erfolge.

Fick behauptete, daß die Zugspannung durch das ursprüngliche Verhalten der Ligamente und Muskulatur sich in der unbelasteten Bandscheibe befinde.

Petter (1933) beobachtete nach Durchtrennung der Ligamenta longitudinalia posterius et anterius eine Zunahme der Bandscheibenhöhe um 0,7 mm. Wie schon erwähnt, wurde bei der intradiskalen Druckmessung von Nachemson (1960) die Zunahme des intradiskalen Druckes um 20% ohne dorsale Elemente gegenüber dem Druck bei vorhandenen dorsalen Elementen beobachtet. Farfan et al. (1970) untersuchten die Rotationsbelastung, die leicht eine Schädigung der Bandscheibe verursachen kann. Nach ihren Angaben nimmt die Bandscheibe bei Torsion 35%, der dorsale Anteil 65% der Belastung auf. Die posterioren Elemente spielen praktisch keine Rolle unter rein axialer Kompression, die in physiologischem Zustand nie vorkommt, jedoch eine sehr wesentliche Rolle unter Komplexbelastungen (Lin et al. 1978).

II.2. Spondylolisthesis

Andry hat 1741 die ventrale Verschiebung des Wirbelkörpers L5 als Ursache des Hohlkreuzes durch die nach innen gerichtete Verkrümmung der Wirbelsäule beschrieben. 1782 hat Herbineaux, Gynäkologe in Belgien, ebenfalls darüber berichtet. Anfangs des 19. Jahrhunderts wurde die Spondylolisthesis auf Grund von anatomischem Material als eine Luxation des lumbosakralen Überganges erklärt.

Killian, 1854, sowie Rokitansky, 1839, waren offenbar die ersten, die dieses Phänomen „Spondylolisthesis" nannten. Killian meinte, daß der Ausdruck „Luxation des lumbosakralen Überganges" nicht richtig sei und nannte die ventrale Verschiebung des Wirbelkörpers „Spondylolisthesis". 1855 erkannte Robert auf Grund seiner Versuche an Leichen, daß eine Spondylolisthesis bei intakter interartikulärer Portion nicht vorkommt. Lambl (1885) bestätigte diese Meinung durch einige schön präparierte Spalten der Interartikularportion. Hartmann beschrieb 1865, daß der Dornfortsatz des betroffenen Segmentes am alten Ort bleibt, während der Wirbelkörper mit den kaudalen Gelenkfortsätzen zusammen nach vorne rutscht. Neugebauer stellte 1881 fest, daß es sich bei der Spondylolisthesis um eine Verformung der Interartikularportion im Sinne einer Elongation oder Angulation handelt.

Als Definition der Spondylolisthesis wird hier jene von Francillon (1958) verwendet: Francillon versteht unter einer Spondylolisthesis eine Ventralverschiebung des Wirbelkörpers mit den Processi articulares craniales und den Processi transversi, die durch eine Verlängerung der Interartikularportion oder Kontinuitätsunterbrechung bedingt ist. Die Ätiologie der Spondylolyse, d. h. die Spaltung der Interartikularportion wurde seit über 100 Jahren diskutiert, ohne daß eine Einigung erzielt werden konnte. Vier Haupttheorien wurden aufgestellt, die kongenitale, die traumatische, die dysplastische und die trophostatische.

II.2.a) Kongenitale Theorie

Rambaud und Renault beschrieben 1864 auf Grund embryologischer Studien an der Wirbelsäule die Verknöcherungsform der Wirbelkörper und der Wirbelbogen. Danach nimmt die Ossifikation der Wirbelkörper von einem zentralen Kern ihren Ausgang, während in jeder Wirbelbogenhälfte je zwei Verknöcherungskerne auftreten. Unterbleibt die Verschmelzung beider Kerne, dann kommt es zur Spaltung der Interartikularportion. Putti (1910) glaubte, daß eine Spondylolyse auf einen kongenitalen Defekt der Wirbelbogenwurzel und des Wirbelkörpers zurückzuführen sei. Diese Annahme wurde von mehreren Autoren (Gurlt 1864, Mall 1906, Belot und Nadal 1934, Dietrich 1951) unterstützt. Zum Beispiel vermutete Willis (1931) eine kongenitale Ätiologie der Spondylolisthesis auf Grund der durch zwei Äste der Ernährungsarterien versorgten Ossifikationszentren, welche eventuell zur Spaltung der Interartikularportion führen. Die kongenitale Theorie stützt sich indirekt auch auf folgende Tatsachen: Die Häufigkeit der Spondylolyse ist nicht unbedingt unterschiedlich in den verschiedenen Altersstufen, und zwar nimmt sie nach der Adoleszenz nicht mehr zu (Friberg 1939). Über das familiäre Vorkommen der Spondylolyse wurde von verschiedenen Autoren (Brocher 1951, Friberg 1939, Taillard 1957) berichtet. Auch ist die Häufigkeit der verschiedenen anderen Mißbildungen im lumbosakralen

Bereich sehr groß, so daß der hohe Prozentsatz der Kombination dieser kongenitalen Mißbildungen als Argument für die kongenitale Theorie betrachtet wurde. Diese an sich sehr einleuchtende Theorie konnte jedoch wegen zwei wichtigen Beobachtungen nicht verifiziert werden: Bei Untersuchungen an der Wirbelsäule bei Neugeborenen und auch bei Feten wurde nie eine Spondylolyse oder Spondylolisthesis angetroffen (BATTS 1939, HITCHCOCK 1940, ROWE und ROCHE 1953, WILTSE 1962).

Histologische Untersuchungen der Wirbelsäulen zahlreicher Feten zeigten, daß die Ossifikation der Wirbelbogen mit dem Auftreten einer perichondralen Knochenmanschette eingeleitet wird (HADLEY 1954, LARCHER 1947 und TÖNDURY 1955). Die Annahme von RAMBAUD und RENAULT (1964) ist also nicht haltbar, d. h. der Wirbelbogen verknöchert wie die Diaphysen von Röhrenknochen (MOTOYAMA 1930, LARCHER 1947, TÖNDURY 1940, 1947, 1955 und 1958). Darüber hinaus ist es interessant festzustellen, daß der röntgenologische Befund der Interartikularportion manchmal ganz typisch einem diaphysären Zylinder entspricht, also mit zwei Kortikaliskonturen, die eine Markzone umschließen (TAILLARD 1956). Von HITCHCOCK wurde 1940 veröffentlicht, daß die Fraktur der Interartikularportion bei Neugeborenen durch Hyperflexion des Körpers experimentell reproduzierbar sei. Diese Annahme wurde von BRAILSFORD 1948 und GEORGE 1939 unterstützt. Die Kombination der zahlreichen anderen kongenitalen Mißbildungen (Spina bifida, Spaltung des Wirbelbogens, Blockwirbel) ist jedoch kein sicherer Beweis für diese kongenitale Theorie, da die Statistik deutlich eine schwankende Häufigkeit der kombinierten verschiedenen kongenitalen Mißbildungen zeigte (ADKINS 9%, FRIBERG 28,6%, TAILLARD 20,8%, SCHREIBER 35,6%). Die Häufigkeit der Spondylolyse nimmt z.B. nach der Untersuchung von NATHAN (1959) bis zum Alter von 40 Jahren zu, auch nach der Untersuchung von STEWART (1953).

II.2.b) Traumatische Theorie

Die traumatische Theorie, nach welcher die Lyse als Folge einer durch ein direktes Trauma verursachten Fraktur entsteht, wurde von mehreren Autoren widerlegt, da es nicht gelang, eine Fraktur der Interartikularportion experimentell zu erzeugen (MEYER-BURGDORFF 1931) und eine isolierte Fraktur der Interartikularportion in großen Unfallstatistiken sehr selten figuriert (BOEHLER 1934, SCHLUETER 1956). Jedoch ist der mechanische Einfluß auf die Interartikularportion zur Entstehung der Spondylolyse seit der Beobachtung von LANE 1893 nicht ausgeschlossen worden. Hier muß die trophostatische Theorie im Zusammenhang mit der wiederholten mechanischen Überbeanspruchung der Interartikularportion diskutiert werden.

II.2.c) Dysplastische Theorie

Diese Theorie wurde erstmals 1881 von NEUGEBAUER diskutiert. Er meinte, daß eine Spondylolyse eventuell als Folge einer erworbenen Veränderung, wahrscheinlich einer Ossifikationsstörung der Interartikularportion im Verlaufe des extrauterinen Lebens entstehe. Diese Auffassung wurde von BROCHER 1951 übernommen, der annahm, daß es sich um eine Bildungsstörung der Interartikularportion während des Wachstums wie z.B. Hüftgelenksdysplasie oder Coxa vara handle. TAILLARD (1957) akzeptierte diese Annahme, da sie sicherlich diejenige sei, die im augenblicklichen Zeitpunkt in der zufriedenstellendsten Weise den Tatsachen Rechnung trage:

1. Gleichmäßige Verteilung der Häufigkeit der Spondylolisthesis in verschiedenen Altersgruppen;
2. Histologisch keine Anhaltspunkte für durchgemachte Frakturen, sekundäre Umbauvorgänge oder Osteonekrose;
3. Großer Variantenreichtum des Aufbaues der Isthmusregion.

Die Dysplasie der Interartikularportion allein kann jedoch nicht der entscheidendste Faktor bei der Entstehung der Lyse sein, da die in mehreren Etagen bestehende Dysplasie der Interartikularportion nicht zur Lyse in allen Etagen führt. In den zahlreichen Statistiken (BRAUER 1955, ROMPE 1970, WAKABAYASHI 1977, KRÄMER et al. 1978) ist der Prozentsatz der Spitzensportler unter den Trägern einer Spondylolyse größer als in der gesamten Bevölkerung. Auch wurde von mehreren Autoren berichtet, daß eine Spondylolyse oder Spondylolisthesis postoperativ gerade ober- oder unterhalb der Spondylodesestelle aufgetreten sei (UNANDER-SCHARIN 1950, ANDERSON 1956, SULLIVAN et al. 1960, COZEN 1961). Dies kann allein durch die dysplastische Theorie nicht erklärt werden.

Die Entwicklung der Wirbelsäule, vor allem der

kleinen Wirbelgelenke, wurde 1967 von LUTZ beschrieben. Nach seiner Beobachtung liegen die Gelenkfacetten bis zur Geburt in einer Frontalebene und in einer Flucht. Während des frühkindlichen Wachstums drehen die Gelenkflächen aus der Frontal- in eine Sagittalebene. Die Änderung der Stellung eines Gelenkfortsatzpaares kann während des Wachstums zu einer Asymmetrie führen. Diese ist teilweise als Entwicklungsdifferenz der Struktur beider Gelenkfortsätze zu erklären, ausgelöst durch eine einseitige Mehrbelastung.

Strukturvarianten kommen am meisten im lumbosakralen Bereich vor (TÖNDURY 1955). Hier beobachtet man am häufigsten noch in einer Frontalebene eingestellte Gelenkfacetten, welche biomechanisch sehr gefährdet sind. Im Zusammenhang mit der Hyperlordose, wobei die Bandscheibenebene L5/S1 steiler liegt, wird die Scherkraft auf die sehr flach in der Frontalebene eingestellten Gelenkfortsätze ungünstiger wirken als auf die mehr in die Sagittalebene gedrehten Gelenkfacetten. Wenn die beiden Facetten asymmetrisch liegen, besteht eine Asymmetrie des Rotationsbewegungsumfanges, welcher eine einseitige mechanische Überbeanspruchung verursachen kann. Jedenfalls wurde vermutet, daß der M. multifidus, funktionell ein Aufrichtemuskel, der an den Processi mamillares ansetzt, einen wesentlichen Einfluß auf diese Stellungsänderung hat und während der ersten Lebensjahre eine mächtige Entfaltung erfährt (ODGERS 1933).

Auf Grund radiologischer und histologischer Untersuchungen am lumbosakralen Übergang von über 1500 Individuen, unter denen der Fötus bis zum Erwachsenen figurieren, wurde darauf hingewiesen, daß der hohe Prozentsatz der lumbosakralen Anomalien – vor allem Spina bifida – mit einer möglichen Schädigung der Arteria nutricia für die Lamina durch das Auftreten der Spondylolyse verbunden sei (KANEKO 1977).

II.2.d) Trophostatische Theorie

LANE (1893) vermutete, daß die Interartikularportion von L5 durch die scharfe Spitze des kaudalen Gelenkfortsatzes L4 und einer solchen des kranialen Gelenkfortsatzes S1 zusammengedrückt werde, was zum Umbau der Interartikularportion führe. Diese Theorie wurde von MOUCHET und ROEDERER 1937 und von MEYER-BURGDORFF 1931 akzeptiert. MEYER-BURGDORFF verglich diese Lysis-Theorie mit Überlastungsschäden an anderen Skelettstellen, z. B. Marschfraktur am Metatarsus, und behauptete, daß die Hyperlordose der Lendenwirbelsäule zu einem solchen Zustand der Interartikularportion führen könne. Diese rein mechanische Theorie wurde jedoch von JAEGER 1935 und BROCHER 1951 kritisiert, da das sogenannte Zahnradphänomen der Interartikularportion nach ihren Beobachtungen gar nicht in einer Ebene mit der Interartikularportion stattfinde und die Ebene des Bogenspaltes auch keineswegs in Richtung der Kompressionsachse liege. Sie meinten, daß eine Osteonekrose durch die Kompression der Vasa nutricia des Wirbelbogens an der Basis des Processus articularis superior verursacht werde. GERLACH (1933) bezeugt, daß keine Fraktur der Interartikularportion bei seinen Belastungsversuchen in maximaler Reklination reproduziert werden konnte.

Seit dieser Untersuchung bis zum Versuch von PFEIL 1971 wurden mechanische Faktoren, die zur Entstehung der Spondylolyse führen können, nicht mehr so beachtet. BROCHER (1951) schrieb, daß die Hyperlordose nicht unbedingt als ätiologischer Faktor der Spondylolyse betrachtet werden könne, da die Spondylolyse bei Hyperlordose infolge hochgradiger Hüftluxation oder ausgeprägter Brustkyphose bei Spondylitis-Tbc nicht gehäuft vorkomme. Die Untersuchungen der Spondylolyse bei Spitzensportlern, z. B. bei Leichtathletinnen, Turnerinnen, Gewichthebern oder Ringkämpfern zeigten jedoch einen deutlich erhöhten Prozentsatz der Spondylolyse im Vergleich zu demjenigen in der gesamten Bevölkerung. Von BRAUER (1955) wurde über die Serienspondylolyse bei Schlangenmenschen berichtet. Die langsam sich entwickelnde kompensatorische Hyperlordose allein verursache, wie BROCHER 1951 betonte, die Spondylolyse nicht, jedoch spiele seiner Meinung nach die wiederholte Hyperlordosierung mit Gewicht bei der Entstehung der Spondylolyse eine Rolle, trotz der Argumentation von TAILLARD (1957), nach welcher die Spondylolyse sich in sämtlichen Etagen der Lendenwirbelsäule bei gleichmäßig vermehrter Lendenlordose entwickeln sollte, im Gegensatz zum gehäuften Auftreten der Lyse in der Höhe L5 bei 80%. Diese Argumentation kann jedoch rein mechanisch nicht bestätigt werden, da die Belastungskraft nicht gleichmäßig auf alle Etagen der Interartikularportion wirkt. Beim Belastungsversuch der Lendenwirbelsäule bei Kindern und Neugeborenen, welche durch wiederholten axialen

Impakt bei unbekannter Magnitude belastet wurde, konnte PFEIL 1971 die Fraktur der Interartikularportion reproduzieren.

Seither wurde über präzisere Belastungsversuche von verschiedenen Autoren berichtet: WEIS behauptete 1975 bei seinem Belastungsversuch, daß die Fraktur nur im Bogenwurzelbereich bei maximaler Beugung reproduziert werden konnte. Bei Belastungsversuchen von LAMY et al. (1975) trat eine solche bei 21 der 50 untersuchten Präparate in der Interartikularportion auf, die übrigen Präparate wiesen eine Fraktur in der Bogenwurzel auf.

Bei der Untersuchung wirkte die Scherkraft von ventral nach dorsal auf den Processus articularis inferior und von dorsal nach ventral auf den Processus articularis superior parallel zur Unterfläche des Wirbelkörpers. TROUP (1976) reproduzierte die Fraktur der Interartikularportion in maximaler Flexion der Lendenwirbelsäule an frischen Leichen bei seinem Belastungsversuch. Er meinte, daß die Fraktur des Isthmus in maximaler Flexion der Lendenwirbelsäule mit einer Last von 50 kp auftreten könne, vor allem, wenn die Belastung nur auf einer Seite der Gelenkfortsätze wirke. GROHER (1975) konnte in seinen zyklischen Lordosierungsversuchen (ohne Axialbelastung und nennenswerte Querkraft) keine Fraktur der Interartikularportion bei 29 Lendenwirbelsäulepräparaten erzeugen.

CYRON et al. (1976) reproduzierten eine Fraktur der Interartikularportion bei 32 von 44 belasteten Lendenwirbelsäulen von frischen Leichen durch Scherkraft auf den Processus articulares inferiores von L5, wobei der Processus articulares superiores mit den Wirbelkörpern zusammen fixiert wurde. Wie WILTSE et al. (1975) berichten, ist die zu reproduzierende Fraktur ein Hinweis auf eine mögliche Ermüdungsfraktur, der große Bedeutung hat. FARFAN et al. (1972, 1973) schilderten bei ihren biomechanischen Untersuchungen, vor allem durch die Messung der Kraftübertragung an der Lendenwirbelsäule mit dem daran angemalten Firnis, die Möglichkeit einer Ermüdungsfraktur der Interartikularportion durch Scherkraft mit Rotation der Wirbel. HUTTON et al. berichteten 1977, daß eine Ermüdungsfraktur der Interartikularportion durch eine wiederholte, relativ kleine Schubkraft von 570 +− 190 N auf die kaudalen Gelenkfortsätze auftrat. Bei diesem Versuch wirkte diese Schubkraft direkt auf die kaudalen Gelenkfortsätze, aber die kranialen Gelenkfortsätze waren an der Unterlage fixiert. Diese Ausschaltung der ursprünglich auf die kranialen Gelenkfortsätze wirkenden Scherkraft durch den Processus articularis inferior des benachbarten oben liegenden Segmentes kann ohne weiteres zu einer Fraktur der Interartikularportion statt im Bogenwurzelbereich wegen der Abnahme des Biegemomentes im Bogenwurzelbereich führen. Die Möglichkeit einer Ermüdungsfraktur der Interartikularportion ist mehr oder weniger in den in letzter Zeit zahlreichen publizierten Arbeiten über biomechanische Untersuchungen eingeschlossen. Hingegen zeigten die bisher durchgeführten wenigen histologischen Untersuchungen fast nie einen Befund im Sinne einer Kallusbildung, einer Fraktur oder Pseudarthrose, einer Osteonekrose oder einer Umbauzone, auch nicht einen Entzündungsprozeß (CHANDLER 1929, ROCHE 1949, HADLEY 1954, ADKINS 1955).

TAILLARD beschrieb 1957 in seiner Monographie mit einigen typischen histologischen Präparaten, daß der Knochendefekt mit mehr oder weniger zellreichem Bindegewebe in der Spondylolysestelle ausgefüllt sei. Es wurden dabei keine Umbauvorgänge oder Pseudarthrosen in diesem Bereich beobachtet. Die 1929 von JUNGHANNS durchgeführten histologischen Untersuchungen der Spondylolisthesisstelle bei 30 Präparaten zeigten regelmäßig mit faserigem Bindegewebe ausgekleidete Knochendefekte mit kleineren Blutungen und beginnender Verkalkung. Ähnliche histologische Befunde wurden 1931 von WILLIS beschrieben. 1956 berichtete HINDERLING, daß die Interartikularportion des Spondylolysewirbels von spongiösem Knochenbau und einer dünnen Knochenrinde gebildet sei und daß eine dünne kompakte Knochenplatte die Spaltungsstelle abdecke.

Das histologische Bild von zehn operativ entfernten Spondylolysestellen wurde 1961 von MOSIMANN dargestellt: Der dorsale Anteil des Pars interartikularis besteht vorwiegend aus lamellärem, spongiösem Knochen und ist von einer wechselnd dicken Kompacta bedeckt. Die Knochenbälkchen sind in neun Fällen verschmälert und die Markräume entsprechend erweitert im Vergleich mit der normalen groblamellären Struktur des Isthmus. Das Bindegewebe und der Faserknorpel zeigen vereinzelte kleine Nekroseherde, entzündliche Infiltrate fanden sich nie. Das Gewebe im Bereich der Lyse war meist ziemlich schlecht vaskularisiert. Der Knochendefekt selbst war mit spärlichem Faserknorpel und reichlichem, ziemlich zellarmem, grobfaserigem Bindegewebe ausgefüllt.

Elastische Fasern fehlten. Seine Schlußfolgerung war, daß es sich um einen abgeschlossenen ruhenden Prozeß handle, da sich Infiltrate oder Zeichen erhöhten Knochenumbaus nie nachweisen ließen. Das Resultat der histologischen Untersuchung weist nicht unbedingt auf den bei der Entstehung der Spondylolyse entscheidenden Faktor, da sie meistens gerade kurz nach der ersten klinischen Manifestation operativ nicht entfernt werden kann. Anderseits ist es relativ schwierig, die Spondylolysestelle operativ vollständig herauszupräparieren, da diese meistens von dorsokranial nach ventrokaudal sehr tief läuft.

Wie aus der Arbeit von Mosimann hervorgeht, ist der iatrogene Einfluß auf den histologischen Befund nicht unbedingt ausgeschlossen (freies isoliertes Knochenstück in der Spondylolysestelle). Taillard beschrieb 1957, daß es sich allerdings um einen abgeklungenen Prozeß handeln könnte, der eben seine Entwicklung schon vor langer Zeit abgeschlossen habe. In diesem Sinn liefert das pathologisch-anatomische Studium der Spondylolyse bei Erwachsenen ein weiteres Argument zugunsten der dysplastischen Theorie. Denn gerade diese Theorie deutet die Spondylolyse als eine Läsion, die schon während der kindlichen Entwicklungsperiode der Wirbelsäule erworben wird. Von Kind (1947) und Wettstein (1947) wurde gezeigt, daß die Umbauvorgänge unter dem Einfluß ungünstiger mechanischer Bedingungen zum progressiven Ersatz des lamellären Knochens durch Faserknochen oder Faserknorpel führen, wobei dieser Umbau eine ganze Reihe von Schäden des Knochens selbst mitumfaßt: Mikrofissuren, Onkose, Spongiose, osteoide und chondroide Metaplasie. Diese Schäden fehlen in den histologischen Bildern der Spondylolyse regelmäßig (Taillard 1957).

Nach dem historischen Überblick über die Probleme der Lendenwirbelsäule glauben wir, daß die mechanischen Eigenschaften, vor allem der dorsalen Komponente im lumbosakralen Bewegungssegment, vor allem mechanisch ausführlich abgeklärt werden sollten. Es fehlen biomechanische Untersuchungen, in denen zum Beispiel die Kraftübertragung der dorsalen Komponente beobachtet wird. Es ist auch wichtig zu wissen, ob zum Beispiel die Fraktur der Interartikularportion bei verschiedenen Belastungsarten isoliert auftreten kann, was aus den bisher publizierten Belastungsversuchen nicht hervorgeht.

III. Biomechanische Untersuchungen

III.1. Einleitung

Die Ätiologie der Spondylolyse bzw. Spondylolisthesis ist eigentlich seit den Arbeiten von NEUGEBAUER (1881) trotz Berichten über zahlreiche Skelette, radiologischen, statischen, histologischen und biomechanischen Untersuchungen immer noch nicht ganz klar. Es ist jedoch anzunehmen, daß drei Hauptfaktoren – prädispositionelle, trophostatische und mechanische – mehr oder weniger zusammen die Entstehung der Spondylolyse beeinflussen.

Seit dem Belastungsversuch von PFEIL (1971) wird auch die Möglichkeit der Ermüdungsfraktur in Betracht gezogen. Eine Ermüdungsfraktur der Interartikularportion wurde nämlich 1930 von MEYER-BURGDORFF angedeutet und auch 1933 von GERLACH beschrieben. Nach den in den letzten 20 Jahren durchgeführten präziseren biomechanischen Untersuchungen wurden diese mechanischen Faktoren wieder in den Vordergrund des Interesses gerückt (LAMY et al. 1975, CYRON et al. 1976 und HUTTON et al. 1977). Von ihnen wurde berichtet, daß die Fraktur der Interartikularportion durch verschiedene Belastungsversuche reproduziert werden konnte, wobei die lokale Beanspruchung in den dorsalen Komponenten eines Bewegungssegmentes nicht abgeklärt wurde. Es ist dabei nicht bekannt, ob eine Fraktur bei einer gegebenen Belastungsart eventuell gleichzeitig an einem anderen Ort auftreten könnte und ob diese Belastungsart physiologisch oft vorkommen kann.

III.2. Theoretische Überlegungen

Es wurde hier versucht, die Kraftübertragung in der Bandscheibe und den dorsalen Komponenten des lumbosakralen Segmentes bei physiologischen Belastungen abzuklären.

Vor allem im Hinblick auf mögliche dysplastische und mechanische Faktoren als Ursache der Spondylolyse haben wir uns bei den Belastungsversuchen auf die in physiologischem Zustand zumutbaren Belastungsarten – nicht in extremer ungewöhnlicher Körperhaltung oder unphysiologischer Lendenwirbelsäulen-Stellung oder beim Tragen einer schweren Last – beschränkt.

Trotz den bekannten Arbeiten von MORRIS (1961) und BARTELINK (1957), in denen der Stützeffekt des intraabdominalen Druckes für die Wirbelsäule beleuchtet wurde, sollte der intraabdominale Druck vor allem bei extremen Belastungsarten, z. B. Gewichtheben, die Wirbelsäule entlasten können. Bekanntlich muß, um den intraabdominalen Druck als Stützeffekt ausnützen zu können, mit eingeatmeter Luft ständig gepreßt werden, wodurch eine freie Atmung nicht mehr gewährleistet ist. Wir haben bei den Belastungsversuchen den Bauchdruck absichtlich weggelassen, da er offenbar in physiologischen Belastungsarten, z.B. Tragen einer leichten Last von 15–20 kg, eine geringe Rolle spielt und er sich vor allem während dem Aufsetzen oder Aufheben einer schweren Last eindeutig steigert (EIE et al. 1962, ANDERSSON et al. 1977, NACHEMSON 1976).

Im Stehen kann das Gewicht (G), wie Abb. 1 zeigt, in zwei verschiedene Kraftkomponenten zerlegt werden. N wirkt rechtwinklig zur Bandscheibenebene von kranial nach kaudal und Q transversal, d.h. in der Sagittalebene rechtwinklig zur Wirbelgelenkfläche L5/S1 von dorsal her nach ventral. Eine Zerlegung von G in die Komponenten N und Q in den erwähnten Richtungen ist gerechtfertigt durch die Annahme, daß die Reibung in den Gelenken so klein ist, daß sie vernachlässigt werden kann und daß die Bandscheibe in transversaler Richtung praktisch keine Kraft überträgt. Die Neigung der Bandscheibenebene wird durch den Winkel β zwischen Bandscheibenebene und Horizontalebene dargestellt, während die Neigung der Wirbelgelenkfläche L5/S1 durch den Winkel α zwischen der Wirbelgelenkfläche und der Horizontalebene bezeichnet wird. Das Belastungsverhältnis ergibt sich wie folgt:

$$\frac{G}{\sin(\alpha+\beta)} = \frac{N}{\sin(90°-\beta)} = \frac{Q}{\sin(90°-\alpha)}$$

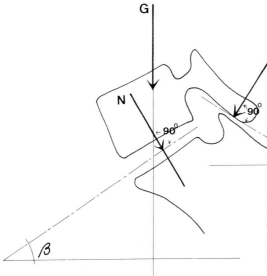
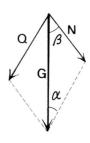

Abb. 1 Die gesamte Belastung (G) wird in Kraft N und Q zerlegt. N wirkt rechtwinklig auf die mittlere Ebene der Bandscheibe und Q rechtwinklig auf den Spalt der Wirbelgelenke.
Die Reibungsquote der transversalen Kraft wird als 0 sowohl in der Wirbelgelenkfläche als auch in der Bandscheibenebene betrachtet.

$$N = \frac{\sin(90° - \beta)}{\sin(90° - \alpha)}$$
$$xQ = \frac{\cos \beta}{\cos \alpha} Q$$

Bei den im nachstehenden Kapitel beschriebenen radiologischen Untersuchungen beträgt der gesamte Winkel ($\alpha + \beta$) bei 300 Patienten ohne Lyse oder Olisthesis ca. 90° (Abb. 49).
Deshalb ist

$$N = \frac{\cos \beta}{\sin \beta} Q = \frac{Q}{\tan \beta}$$

Die radiologischen Untersuchungen zeigten durchschnittlich ein β von 50° bei Lyse oder Olisthesis (geringgradigen), ein β von 45° bei Dysplasie der Interartikularportion und 35° bei Patienten ohne die obigen Charakteristiken. Diese drei verschiedenen Werte von β (Beckenkippung) werden bei den Belastungsversuchen berücksichtigt.

Die Kraft der Rückenmuskulatur Pm wirkt am Dornfortsatz L5 nach kaudal. Diese Kraft muß vor allem in Flexionsstellung, bei Aufhebung einer Last oder bei Aufrichtung des Körpers in extreme Extension eine große Rolle spielen.

Nun wird versucht, in erster Linie das Ausmaß der Kraftübertragung in den dorsalen Elementen gegenüber dem vorderen Anteil – der Bandscheibe – am lumbosakralen Übergang abzuklären.

In der zweiten Stufe wird die Kraftübertragung in einzelnen Lokalisationen der dorsalen Elemente im lumbosakralen Übergang, vor allem in der Bogenwurzel und in der Interartikularportion bei verschiedenen physiologischen Belastungsarten untersucht.

In einer dritten Stufe wird der Belastungsversuch unter den in der 1. und 2. Stufe gefundenen Bedingungen durchgeführt, um die Auswirkung der mechanisch kritischen Situation in der Interartikularportion beobachten zu können.

III.3. Untersuchung I – axialer und transversaler Belastungsversuch des lumbosakralen Abschnittes mit und ohne dorsale Komponente

III.3.1. Material

Das Material wurde vom Pathologisch-Anatomischen Institut der Universitätsklinik Zürich zur Verfügung gestellt. Für den Belastungsversuch am lumbosakralen Segment wurden insgesamt acht Lendenwirbelsäulen mit Sacrum während des Sezierens von den Leichen genommen und zusätzlich Weichteile und Muskulatur abpräpariert, wobei die wichtigen Ligamente intakt blieben. Anschließend wurde eine Röntgenkontrolle a.p., seitlich, schräg und axial vorgenommen, um den pathologischen Befund des Bewegungssegmentes auszuschließen. Das Todesalter der Präparate betrug 22 bis 45 Jahre. Todesursache: Herzinfarkt 2, Leukämie 1, Verbrennung 2, Lungenembolie 1, Lungenkarzinom 1, Leberzirrhose 1.

III.3.2. Methode (Abb. 2)

Das lumbosakrale Bewegungssegment wurde parallel zur Horizontalebene in den Halterungen A und B eingebaut und mit Cerrebend fixiert. Der Schmelzpunkt des Cerrebends beträgt 60° C. Beim Eingießen des Materials wies der Cerrebend eine Temperatur von ca. 80° auf, wobei 10 mm innerhalb des Präparates eine Temperatur von 40° C (mit einer Thermalelement-Sonde gemessen) nie überschritten wurde.

Beide Halterungen mit L5/S1 wurden in der Belastungsmaschine so fixiert, daß die Belastung auf das Segment null betrug. Kraft- und Verschiebungstransducer auf Dehnungsmeßstreifenbasis erfassen diese Größen in senkrechter und horizontaler Richtung. Platte C ist in senkrechter Richtung beweglich und mit Motor oder manuell verstellbar. An die Platte D wurde die Halterung B mit Schrauben befestigt. Platte D wurde auf einem mit Rollenlager versehenen Kreuztisch fixiert, so, daß die Halterung A in die durch die horizontale Führung bestimmte Richtung geschoben werden konnte. Die an die zwei Wirbelkörpern L5 und S1 gelegten Biegeträger E mit Dehnungsmeßstreifen ermöglichen die relative Verschiebung der beiden Wirbelkörper L5/S1 zu erfassen (Abb. 3,4).

Die relative Verschiebung (Abb. 5) zwischen beiden Wirbelkörpern L5/S1 sowie die applizierte Kraft in horizontaler Ebene wurde mittels eines X-Y-Recorders aufgezeichnet. Der Belastungsversuch wurde nun wie folgt an einem Bewegungssegment durchgeführt: Während das lumbosakrale Bewegungssegment in zwei verschiedenen Richtungen anteroposterior und lateral verschoben wurde, mußte, um eine Rotation der eingebetteten Wirbelkörper zu vermeiden, bei den transversalen Verschiebungsversuchen gleichzeitig eine axiale Last eingebracht werden. Das Einbringen dieser axialen Kraft entspricht zudem dem physiologischen Zustand, wobei das Verhältnis der axialen Last zur transversalen Kraft vom Winkel β abhängig ist.

Die morphologischen Bedingungen bei den Prä-

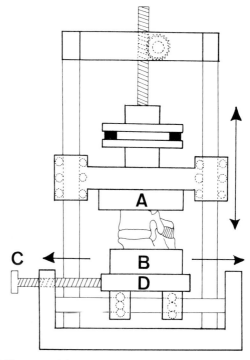

Abb. 2 Vorrichtung: Die axiale Belastung (Halterung A) ist durch Motor oder auch manuell möglich. Die axiale Kraft wird durch die in die Halterung B gebauten Dehnungsmeßstreifen gemessen.
Bei axialer Belastung kann die Halterung B in der transversalen Ebene verschoben werden und gleichzeitig wird die transversale Kraft durch die Dehnungsmeßstreifen in „D" gemessen. Die Halterung B wird manuell durch „C", Handrad in der transversalen Ebene, verschoben.

paraten, die wir bei den Belastungsversuchen benutzten, sind radiologisch in der Norm.

Bei den Präparaten wies der Winkel zwischen der Bandscheibenebene und der Wirbelgelenkfläche einen Wert von ca. 90° auf. Damit ist das Verhältnis der beiden Kräfte N und Q zum Winkel β wie folgt:

$$N = \frac{1}{\tan \beta} \times Q$$

Wie im 2. Kapitel beschrieben ist, ist Winkel β normal 35° (ohne Lyse, Olisthesis und Dysplasie), bei Dysplasie 45°, Lyse oder Olisthesis 50° unterschiedlich.

Dementsprechend wurde bei den Belastungsversuchen mit transversaler Kraft eine Normalkraft N gemäß den obengenannten drei verschiedenen β-Werten gleichzeitig appliziert, wie folgt:

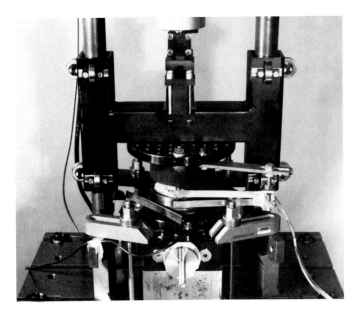

Abb. 3 In der Mitte des Bildes befinden sich zwei Biegeträger, die den kleineren Abstand der beiden Segmente des Wirbels erfassen.

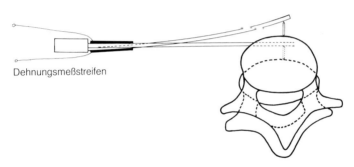

Dehnungsmeßstreifen

Abb. 4 Die beiden Biegeträger (Abb. 3) sind mit Dehnungsmeßstreifen ausgerüstet, die die Messung der kleinen Distanz zwischen beiden Wirbelsegmenten ermöglichen.

$$\beta = 35° \qquad N = \frac{Q}{\tan 35°} = 1,5\,Q$$

$$\beta = 45° \qquad N = \frac{Q}{\tan 45°} = 1,0\,Q$$

$$\beta = 50° \qquad N = \frac{Q}{\tan 50°} = 0,8\,Q$$

Der gesamte Meßvorgang wurde mit und ohne dorsalen Anteil durchgeführt. Die kranialen Gelenkfortsätze von L5 wurden dabei vom umliegenden Cerrebend freigehalten.

III.3.3. Resultat

III.3.3.1. Axiale Druckkraft allein (Kraft rechtwinklig zur mittleren Bandscheibenebene): (Abb. 6)

Bei einer Normalkraft von 50 kp weist die Bandscheibe mit den dorsalen Komponenten eine Steifigkeit (Federkonstanz) von 290–310 kp/mm auf, währenddem die Bandscheibe ohne dorsalen Anteil eine Steifigkeit von 200–208 kp/mm zeigte. Bei einer Belastung von über 100 kp jedoch, ob mit oder ohne dorsale Komponente, wurde eine unveränderte Steifigkeit von etwa 450 kp/mm festgestellt. Beim Zugversuch konnte mit einer Kraft von nur 10 kp die Bandscheibe in ihrer Höhe um 1,5 mm vergrößert werden, d.h. eine Steifigkeit von 7 kp/mm war festzustellen.

III.3.3.2. Transversale Belastung:

a) Verschiebung in sagittaler Ebene (Abb. 7,8):

Bei transversaler Verschiebung nach ventral und mit dorsaler Komponente wurde eine Steifigkeit

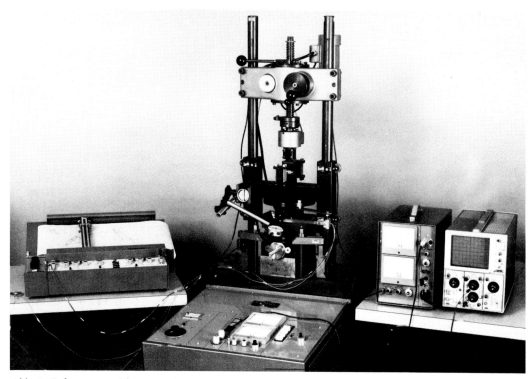

Abb. 5 Belastungsvorrichtung, in der die Segmente L5/S1 axial und parallel zur Bandscheibe belastet werden. Auf dem X-Y-Recorder wird die Distanz- und Kraftveränderung zur anteroposterioren oder seitlichen Verschiebung dokumentiert.

Abb. 6 Axiale Belastung
+ N : Zugkraft
− N : Druckkraft
+ Z : Zunahme der Höhe der Bandscheibe (mm)
− Z : Abnahme der Höhe der Bandscheibe (mm)
mit dorsalen Komponenten (weiße Kurve)
ohne dorsale Komponente (blaue Kurve).

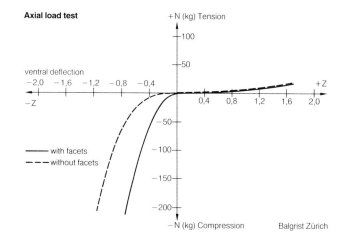

von 112 kp/mm bei einer transversalen Kraft von 50 kp und 180 kp/mm bei einer solchen von 100 kp ermittelt. Ohne dorsale Komponente hingegen ergab sich eine Steifigkeit von etwa 45 kp/mm bei ventraler Verschiebung und bei einer Kraft von 50 kp. Die Steifigkeit bei dorsaler Verschiebung, ob mit oder ohne dorsale Komponente, blieb bei etwa 45 kp/mm bei einer Kraft von 50 kp.

Es ist auf Abb. 9 zu erkennen, daß über 90% der gesamten Last durch den dorsalen Anteil aufgenommen wird. Diese Tendenz wird noch größer bei größerer Verschiebung. Ferner wurde festgestellt, daß die transversale Steifigkeit weitgehend unabhängig von der auferlegten Axiallast ist.

Bei den obengenannten Versuchen wurde auf eine Erhöhung der transversalen Kraft auf über 50 kp verzichtet, um eine irreversible Schädigung der Bandscheibe zu vermeiden.

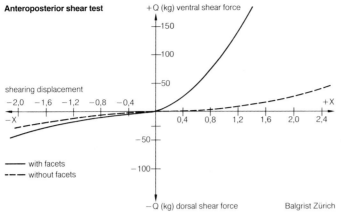

Abb. 7 Transversale Belastung in sagittaler Ebene
+ Q : Transversalkraft nach ventral
− Q : Transversalkraft nach dorsal
+ X : Verschiebungsdistanz nach ventral (mm)
− X : Verschiebungsdistanz nach dorsal (mm)
mit dorsalen Elementen (weiße Kurve)
ohne dorsale Elemente (blaue Kurve).

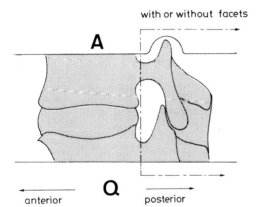

Abb. 8 Das Bewegungssegment L5/S1 wird unter einer zusätzlichen axialen Kraft von 0,8, 1,0 und 1,5 Q durch Transversalkraft (Q) belastet.
Die kranialen Gelenkfortsätze bleiben von der Halterung A frei

III.3.3.2.b) Verschiebung in frontaler Ebene (Abb. 10, 11):

Eine transversale Kraft von 0–50 kp wurde zuerst von links und dann von rechts angebracht. Die seitliche Steifigkeit entsprach in beiden Richtungen 100 kp/mm mit dorsaler Komponente und 35 kp/mm nach Entfernung des dorsalen Anteils.

Die Unterschiede der gesamten Belastung mit und ohne dorsalen Anteil pro Verschiebung ist sehr groß. Bei einer Verschiebung von 1 mm wird ca. 90% der gesamten Last durch den dorsalen Anteil aufgenommen.

Auch hier wurde festgestellt, daß die transversale Steifigkeit weitgehend unabhängig von der auferlegten Axiallast ist.

III.3.3.2.c) Extreme Verschiebung nach ventral:

Das Verhalten des dorsalen Anteils unter größerer Belastung wurde beobachtet. Die Transversalkraft betrug 0–200 kp bei gleichzeitig aufcrlegter Axialkraft von gleichem Gewicht. Die ventrale Verschiebung des Wirbelkörpers L5 gegenüber S1 betrug 1,7 mm mit einer Transversalkraft von 200 kp, ohne eine Fraktur im dorsalen Anteil des Segmentes makroskopisch beobachten zu können.

Diese extreme ventrale Verschiebung wurde anschließend mit Spina bifida wiederholt. Die Spina bifida wurde durch sorgfältige Längsspaltung der Lamina produziert. Bei einer Transversalkraft bis 100 kp blieb die Kraftverschiebungscharakteristik beinahe unverändert gegenüber dem ersten Versuch mit vollständigem Bewegungssegment. Bei einer Transversalkraft von über 120 kp hingegen wurde eine deutlich raschere Zunahme der Verschiebung im Verhältnis zur Transversalkraft beobachtet (Abb. 12). Die Fraktur des dorsalen Anteils kam mit einer Transversalkraft von 180 kp (wobei eine Normalkraft von 270 kp auferlegt wurde) vor. Beim Auftreten der Fraktur war die gemessene Verschiebung 3,2 mm.

Eine Fraktur befand sich im Bereich der Interartikularportion links knapp oberhalb des kaudalen Gelenkfortsatzes von L5. Die zweite Fraktur lief von der Interartikularportion rechts medial nach kranial in die Bogenwurzel rechts hinein.

III.3.4. Diskussion

Wie Lin (1978) als physiologische Belastungsart die axiale Kompression mit transversaler Kraft

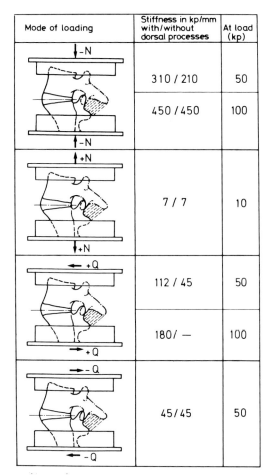

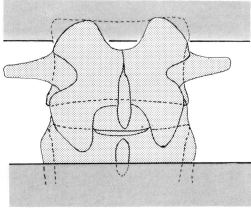

Abb. 10 Die transversale Belastung in frontaler Ebene. Hier werden die kranialen Gelenkfortsätze von der Halterung A freigelegt.

Abb. 9 Steifigkeit des Bewegungssegmentes L5/S1 mit und ohne dorsalen Anteil
Zahlen in der ersten Vertikallinie (links): Steifigkeit mit dorsalem Anteil, Zahlen in der zweiten Vertikallinie: ohne dorsalen Anteil.
Zahlen in der rechten Vertikallinie: Belastungskräfte
Bei einer Axial- oder Transversalkraft von 100 kp ist es sehr eindeutig, daß die Bandscheibe fast 100% der Axialkraft und der dorsale Anteil 90% der Transversalkraft aufnimmt.

anwendete, wurde die axiale und transversale Komplex-Kraft an frischen Präparaten am lumbosakralen Übergang entsprechend drei verschiedenen Winkeln β (Beckenkippung) angebracht. Die Kraft-Verschiebungscharakteristiken, mit und ohne dorsalen Anteil, zeigen, daß die reine axiale Kraft fast nur durch die Bandscheibe aufgenommen wird.

Bei transversalem Belastungsversuch wird die transversale nach ventral gerichtete Kraft mehr als 90% durch den dorsalen Anteil aufgenommen, während die restliche Kraft über Bandscheiben und Ligament geleistet wird.

Es wurde ferner festgestellt, daß der dorsale Anteil auch den größten Widerstand zum Gleiten in der frontalen Ebene leistet, und dadurch spielen offenbar die morphologischen Varianten, vor allem Richtung und Neigung der Gelenkfläche, eine entscheidende Rolle bei der Rotation.

Der extreme transversale Belastungsversuch führte zur Fraktur der Interartikularportion nur bei einer Spina bifida (simuliert durch die Spaltung der Lamina) mit einer transversalen Kraft von 180 kp, wobei eine axiale Kraft von 270 kp gleichzeitig wirkte. Bei diesem Versuch wurde weder Flexion noch Extension oder Rotation simuliert: Die Belastung des Wirbelsegmentes erfolgte in Mittelstellung.

Das Ergebnis ist, daß bei der Belastung durch Gewicht allein in physiologischer Mittelstellung eine Fraktur der Interartikularportion nicht erzeugt werden konnte und daß die Lamina für die Festigkeit der dorsalen Komponente eine große Bedeutung hat, vor allem durch den Stützeffekt gegen die Verdrehung der Interartikularportion.

Gemäß diesen Ergebnissen wird die transversale Kraft R nur durch die dorsalen Elemente übertragen. In physiologischen Belastungsarten, in maximaler Extension, Mittelstellung und maximaler Flexion mit oder ohne Last wirkt die Kraft R nur auf die kaudalen Gelenkfortsätze L5 durch S1.

Die Kraft R' wirkt durch die kaudalen Gelenk-

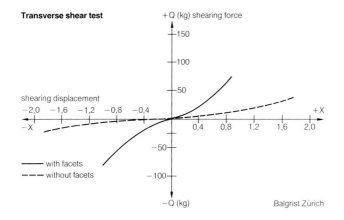

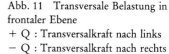

Abb. 11 Transversale Belastung in frontaler Ebene
+ Q : Transversalkraft nach links
− Q : Transversalkraft nach rechts
+ X : Seitliche Verschiebung nach links
− X : Seitliche Verschiebung nach rechts
Die dorsalen Elemente nehmen fast 90% der Transversalkraft von über 75 kp auf.

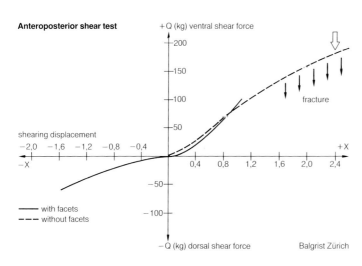

Abb. 12 Extreme transversale Belastung in sagittaler Ebene
+ Q : Transversalkraft nach ventral
− Q : Transversalkraft nach dorsal
+ X : ventrale Verschiebung (mm)
− X : dorsale Verschiebung (mm)
Die weiße Kurve zeigt den Versuch mit intakten dorsalen Komponenten
Die blaue Kurve zeigt denjenigen mit gespaltener Lamina (Spina bifida).

fortsätze L4 auch auf die kranialen Gelenkfortsätze L5 von dorsal her nach ventral. R' braucht betragsmäßig nicht gleich groß zu sein wie R.

Die Richtung und der Angriffspunkt der Kraft R und R' sind abhängig von den Stellungen der Gelenkfortsätze L4 und S1 gegenüber L5. Wie die Abb. 13 zeigt, wirken die Kraft R und R' an der kaudalsten Stelle der Gelenkfortsätze L5 in maximaler Extension des Körpers. Hingegen wirken sie an der kranialsten Stelle der Gelenkfortsätze L5 in maximaler Flexion des Körpers.

Unter diesen extremen Bedingungen wird die Untersuchung II wie folgt durchgeführt:

III.4. Untersuchung II – Messung der Kraftübertragung mittels Dehnungsmeßstreifen am mazerierten Lendenwirbelkörper 5

III.4.1. Einleitung

Um Klarheit über die Beanspruchung des Wirbelbogens unter Belastung zu schaffen, wurde eine Dehnungsmessung bei diversen Krafteinleitungszuständen in Betracht gezogen. Eine Dehnungsmessung auf dem frischen Präparat stellt z.T. große Probleme, vor allem hinsichtlich Versuchsdauer, Anbringen der Dehnungsmeßstreifen auf der glitschigen unebenen Oberfläche unter Gewährleistung der erforderlichen elektrischen Isolierung. Deshalb wurde eine Dehnungsmessung auf einem mazerierten Knochenpräparat durchgeführt.

Bekanntlich sind die elastischen Eigenschaften eines mazerierten Knochens sehr verschieden von denjenigen im frischen Zustand. Dennoch dürfte das Steifigkeitsverhältnis zu benachbarten Wirbelkörperabschnitten etwa gleich bleiben. Somit ist das Ziel dieser Messung nicht, absolute Belastungs-

Verlagerung der maximalen Druckstellen
je nach der Stellung der LWS

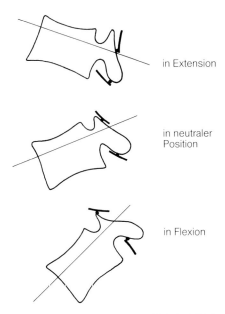

Balgrist Zürich

Abb. 13 Maximale Druckstelle der benachbarten Gelenkfortsätze auf die Lamina.
In maximaler Extension verlagert sich die maximale Druckstelle an die kaudalste Stelle und in maximaler Flexion an die kranialste Stelle.

Angriffsstelle der Kraft R und R' ist, wie Abb. 14 zeigt, die kranialste Stelle der oberen und unteren Gelenkfortsätze L5. In Extension ist die Angriffsstelle jedoch an der kaudalsten Stelle der oberen und unteren Gelenkfortsätze L5.

In Extension der Lendenwirbelsäule kann die Kraft R' grundsätzlich in einem beliebigen Winkel

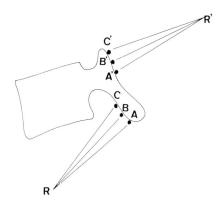

Abb. 14 Angriffsstelle der Kraft R und R'
In Extension wirkt die Kraft R' auf A' und die Kraft R auf A.
In Flexion wirkt die Kraft R' auf C' und die Kraft R auf C.

werte zu bestimmen, sondern allein die Art oder Arten der Belastung (Krafteinleitung) festzustellen, welche die Interartikularportion des Wirbelbogens besonders hoch beanspruchen. Anders gesagt: Es handelt sich um einen rein qualitativen Vergleich zwischen der Beanspruchung der Interartikularportion und derjenigen in der Bogenwurzel.

III.4.2. Theoretische Überlegungen

Kraftübertragung bei verschiedenen Lokalisationen der Schwerlinie

In Flexion, wobei die Kraft R auf die kaudalen Gelenkfortsätze L5 von ventral her nach dorsal und die Kraft R' auf die kranialen Gelenkfortsätze L5 von dorsal her nach ventral wirken, sind die Richtungen der Kräfte bei einer Reibungsquote von null immer nur rechtwinklig zur Gelenkfläche. Bei fast allen Belastungsarten in Flexion wirkt die Rückenmuskulatur (PmR) auf den Dornfortsatz sowie die Lamina nach distal.

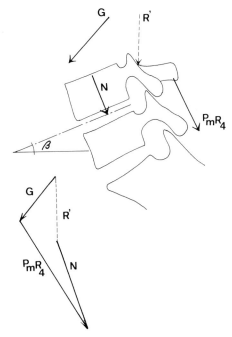

Abb. 15 Je nach der Kraft G und PmR_4 (Rückenmuskulatur am Dornfortsatz L4) wird die Normalkraft zur mittleren Bandscheibenebene und die Kraft R' auf die Lamina zerlegt.

von 0° bis 90° wirken, nur unter der Bedingung, daß die Spitze der Gelenkfortsätze L4 in die Gruben der Lamina L5 zu liegen kommen.

Die Richtung wird bestimmt durch die Richtung der relativ zur Wirbelsäule ausgeübten äußeren Kraft (G), der notwendigen Rückenmuskelkraft (PmR) und der Axialkraft (N), die noch durch die Bandscheibe übertragen wird (Abb. 15).

$R' = G + PmR4 - N$

Wenn die Bandscheibe keine axiale Kraft überträgt (N = 0) – in maximaler Extension, wobei sich ein Drehpunkt zwischen den Spitzen der Gelenkfortsätze L4 und den Gruben der Lamina L5 befindet:

a) Die Schwerlinie (G_1) fällt ventral zum Drehpunkt (Abb. 16)

Unter dieser Bedingung müssen das Gewicht (G_1) und die Rückenmuskelkraft (PmR) im Drehpunkt wirken. Abstand zwischen Drehpunkt und Schwerlinie G_1 ist s. Abstand zwischen Drehpunkt und PmR ist r.

$G_1 \times s = PmR \times r$

R' wird durch G_1 und PmR wie folgt bestimmt:
$R'_1 = G_1 + PmR$

b) Die Schwerlinie G_2 fällt gerade durch den Drehpunkt (Abb. 17).

$G_2 = R'_2$ (PmR sowie PmB = 0!)

c) Die Schwerlinie (G_3) fällt dorsal zum Drehpunkt

Die Bauchmuskelkraft PmB und G_3 müssen im Drehpunkt wirken. (Abb. 18).

Abstand zwischen Drehpunkt und G_3 t
Abstand zwischen Drehpunkt und PmB u
$G_3 \times t = PmB \times u$
$R'_3 = G_3 + PmB$

III.4.3. Material

Der morphologisch normale Wirbelkörper L5 eines 25jährigen an Verbrennung gestorbenen Mannes wurde ausgekocht, völlig entfettet und in Wasserstoffperoxid gebleicht. Der auf diese Art mazerierte Knochen wurde mit einem niederviskosen Epoxylack imprägniert, um das spröde gewordene Präparat belastungsfähiger zu machen.

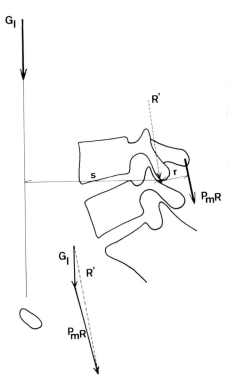

Abb. 16 Resultierende Kraft R', wenn die Schwerlinie ventral der Angriffsstelle des Gelenkfortsatzes auf der Lamina verläuft.

G_1 : Schwerlinie
PmR : Kraft der Rückenmuskulatur
s : Abstand zwischen Schwerlinie und Angriffsstelle des Gelenkfortsatzes auf der Lamina
r : Abstand zwischen Rückenmuskelkraft und Angriffsstelle.

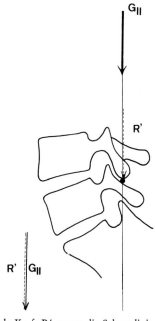

Abb. 17 Resultierende Kraft R', wenn die Schwerlinie (GII) gerade durch die Angriffsstelle verläuft.

4. Untersuchung II

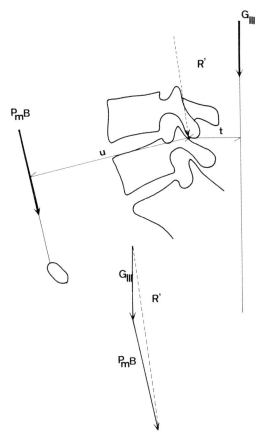

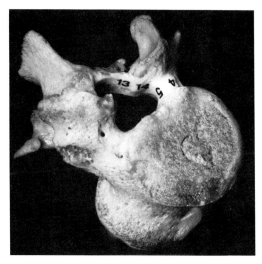

Abb. 19 Lokalisation der Dehnungsmeßstreifen an dem morphologisch normalen Lendenwirbel 5. Die Dehnungsmeßstreifen sind in der Interartikularportion und im Bereich der Bogenwurzel, laut Numerierung.

Abb. 18 Resultierende Kraft R', wenn die Schwerlinie (GIII) dorsal der Angriffsstelle des Gelenkfortsatzes auf der Lamina verläuft. Hier wirkt die Kraft der Bauchmuskulatur (PmB).
u : Abstand zwischen der Kraft der Bauchmuskulatur und Angriffsstelle
t : Abstand zwischen der Schwerlinie (GIII) und Angriffsstelle

III.4.4. Methode (Abb. 19, 20, 21)

15 kleine Dehnungsmeßstreifen von 3 mm Länge wurden im Bereich der Bogenwurzel sowie der Interartikularportion auf einer Seite des mazerierten Wirbelkörpers vorsichtig aufgeklebt. Dieses instrumentierte Präparat wurde in eine spezielle Belastungsvorrichtung gespannt. Die Belastungskraft wurde durch vier Stifte auf die kranialen und kaudalen Gelenkfortsätze übertragen. Diese Stifte waren in Berührung mit einem Belag aus Knochenzement an den Gelenkfortsätzen, damit die Belastungskraft über eine möglichst breite Fläche (wie physiologisch) übertragen wurde. Je nach der Stellung des Körpers wurden die Spitzen der Stifte

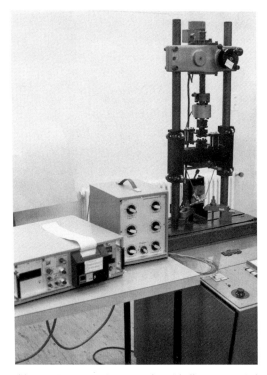

Abb. 20 Der mazerierte Lendenwirbelkörper 5 wird durch vier Steinmann-Nägel in der Belastungsvorrichtung balancierend montiert. Die Schiebkraft von R und R' wird durch diese Nägel gleichmäßig auf beide oberen und unteren Gelenkfortsätze übertragen. Die Kraftübertragungsverhältnisse werden durch die an verschiedenen Orten des Wirbels eingebauten Dehnungsmeßstreifen gemessen und dokumentiert.

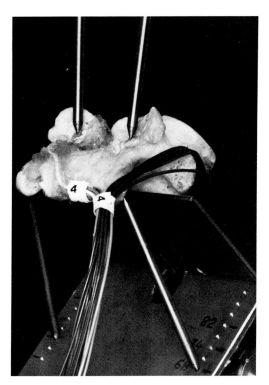

Abb. 21 Die Richtung der Kraft R', die von den oben liegenden Stiften übertragen wird, sowie diejenige der Kraft R, die durch die unten liegenden Stifte übertragen wird, ist durch die Halterung verstellbar.

an drei verschiedene Orte des Belags aus Knochenzement verlegt. Z.B. entsprach die kaudale Stelle einer maximalen Extension des Körpers, die mittlere einer Neutralstellung des Körpers und die kraniale Stelle einer maximalen Flexion des Körpers (Abb. 14).

Die Richtung der Kraft, d. h. die zwei verschiedenen Stiftenpaare wurden je nach den vorstellbaren physiologischen Belastungsarten durch entsprechende Winkel geändert. Die Stifte und ein Waagebalken teilten die Belastungskraft auf die beidseitigen Gelenkfortsätze symmetrisch. Die Anordnung der Dehnungsmeßstreifen wurde auf Abb. 22 dargestellt. Sie wurden mit Nr. 1–7 im Bogenwurzelbereich und mit Nr. 8–15 in der Interartikularportion bezeichnet. Das Präparat wurde nun in verschiedenen Richtungen an den Gelenkfortsätzen mit einer maximalen Kraft von 4 kp belastet. Die Richtungsänderung der eingeleiteten Kräfte wurde durch die verstellbaren Stifte ermöglicht. Die Dehnungen wurden nun unter folgenden Bedingungen gemessen (Abb. 23):

– Neutralstellung mit und ohne Muskelkraft am Dornfortsatz:

Kraft R mit einem Winkel von 0–30° zur Bandscheibenebene. Die Kraft R wurde an Punkt B, an der mittleren Stelle der kaudalen Gelenkfläche, von ventral her nach dorsal gebracht. Die Kraft R' wurde mit einem Winkel von 0–70° zur Bandscheibenebene an den Punkt B', an der mittleren Stelle der kranialen Gelenkfläche, eingebracht. Es wurde mit und ohne Muskelkraft Pm am Dornfortsatz gemessen.

– Maximale Extension:

Die Kraft R wurde mit einem Winkel von 0–30° zur Bandscheibenebene am Punkt C – an der tiefsten Stelle des kaudalen Gelenkfortsatzes beidseits – gebracht. Die Kraft R' wirkte am Punkt C' – an der distalen Stelle des kranialen Gelenkfortsatzes beidseits – mit einem Winkel von 0–70° zur Bandscheibenebene. Die Messung wurde mit und ohne Muskelkraft Pm durchgeführt. R sowie Pm blieben stets 4 kp.

– Maximale Flexion:

Die Kraft R wirkte parallel zur Bandscheibenebene am Punkt A – an der obersten Stelle des kaudalen Gelenkfortsatzes beidseits. Gleichzeitig wurde die Kraft R' parallel zur Bandscheibenebene an Punkt A' – an der obersten Stelle des kranialen Gelenkfortsatzes beidseits – gebracht. R und Pm waren konstant 4 kp

III.4.5. Resultat (Tab. 1)

III.4.5.1. Neutralstellung des Körpers

R und R' in verschiedenen Winkeln wirkten an Punkt B und B' – an den Mittelpunkten der Gelenkfortsätze – beidseitig. Die Einheiten bedeuten stets µm/m (Microdehnung).

Ohne Muskelkraft:

Die maximale Druckdehnung von −277 bis −303 wurde bei Nr. 4 an der Bogenwurzel gemessen. Dabei betrug die maximale Zugdehnung in der Interartikularportion bei Nr. 8 100 bis 110. Die Zugdehnung war am größten mit einem Wert von 180 bis 200 bei Nr. 7 an der Bogenwurzel, welche in der Interartikularportion höchstens bei Nr. 14 150 bis 160 betrug. Jedoch blieben die Lokalisationen der maximalen Zug- und Druckdehnungen gleich.

Mit Muskelkraft am Dornfortsatz:

Die maximale Druckdehnung wurde bei Nr. 4

an der Bogenwurzel beobachtet mit einem Wert von −217. Die maximale Druckdehnung an der Interartikularportion betrug dabei −116 bei Nr. 8. Die maximale Zugdehnung wurde bei Nr. 14 an der Interartikularportion mit einem Wert von 137 gemessen, wobei diese an der Bogenwurzel 142 betrug.

III.4.5.2. Extreme Extension (R' in 0°-Stellung)

Ohne Muskelkraft:
Die maximale Druckdehnung von −283 bis −314 war bei Nr. 4 an der Bogenwurzel zu beobachten. Diese betrug an der Interartikularportion −124 bis −135 bei Nr. 8. Die maximale

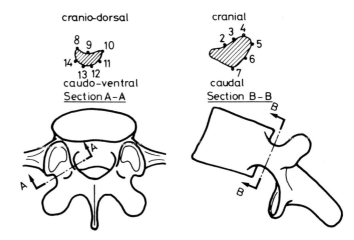

Abb. 22 Lokalisation der Dehnungsmeßstreifen:
Section A-A ist der Querschnitt der Interartikularportion
Section B-B ist der Querschnitt der Bogenwurzel
Die Dehnungsmeßstreifen mit Nr. 1–7 sind an der Bogenwurzel und diejenigen mit Nr. 8–15 an der Interartikularportion gebaut.

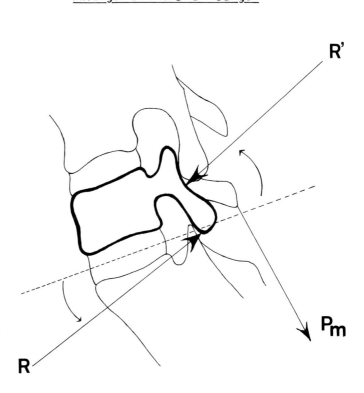

Abb. 23 Einbringen der Belastungskräfte:
Die Muskelkraft Pm wird am Dornfortsatz nach kaudal aufgesetzt.
Die Schiebkraft R wirkt von ventral her nach dorsal je nach Körperstellung an drei verschiedenen Orten auf die Gelenkfortsätze mit einem ansteigenden Winkel von 0–30° zur Bandscheibenebene.
Die Kraft R' ist die Gegenkraft von R: R' wirkt auch an 3 verschiedenen Orten der kranialen Gelenkfortsätze nach dorsal mit einem absteigenden sagittalen Winkel von 0–70°.

Tab. 1 Mikrodehnung in der Bogenwurzel und Interartikularportion

	Extension						Neutral				Flexion		
R	30°		20°				10°		0°		0°		R
R′	0°		0°	35°		70°	0°				0°		R′
Pm	−	+	−	−	+	−	−	+	−	+	−	+	Pm
Nr.	μm/m	μm/m	μm/m	μm/m	μ/m	μm/m	μm/m	μm/m	μm/m	μm/m	μm/m	μm/m	Nr.
1	− 20	− 12	− 18	− 17	− 4	− 10	− 22	− 20	− 18	− 9	− 24	− 22	1
2	− 7	+ 8	− 12	− 5	+ 11	+ 6	− 62	− 84	− 67	− 69	− 39	− 67	2
3	−149	− 73	−107	− 80	− 42	− 69	−147	−139	−143	− 99	−170	−179	3
4	−314	−200	−283	−207	− 98	−167	−303	−217	−277	−120	−362	−286	4
5	−207	−163	−182	−164	−135	−138	−141	−130	−120	− 59	−173	−106	5
6	− 52	+ 3	− 35	− 25	+ 90	+ 34	− 21	+ 33	− 5	+ 56	− 5	+ 39	6
7	+213	+151	+192	+141	+ 91	+152	+198	+135	+180	+ 93	+239	+163	7
8	−135	−125	−124	−136	−125	−141	−111	−116	−105	−110	−130	−120	8
9	− 99	− 51	− 99	−113	− 72	−115	− 73	− 35	− 75	− 2	−104	− 16	9
10	−100	− 39	−102	−125	− 63	−104	− 79	− 26	− 81	+ 2	−106	− 18	10
11	+ 2	+ 12	+ 10	+ 16	+ 33	+ 15	− 15	+ 1	− 7	− 18	− 3	− 35	11
12	+ 52	+ 33	+ 58	+ 70	+ 58	+ 65	+ 31	+ 22	− 39	− 1	+ 47	− 13	12
13	+133	+121	+132	+141	+133	+143	+113	+114	+118	+ 97	+131	+105	13
14	+172	+143	+170	+173	+148	+173	+152	+137	+156	+115	+173	+128	14
15	− 39	− 35	− 35	− 36	− 31	− 30	47	− 50	− 44	− 49	− 54	− 77	15

Rows 1–7: Bogenwurzel. Rows 8–15: Interartikularportion.

Zugdehnung betrug an Nr. 7 192 bis 213, wobei sie an der Interartikularportion an Nr. 14 170 bis 172 betrug.

Mit Muskelkraft:
Durch Anbringen der Muskelkraft am Dornfortsatz nach kranial wurde sowohl die Druck- als auch die Zugdehnung generell vermindert. Die maximale Druckdehnung wurde gleich wie ohne Muskelkraft bei Nr. 4 mit einem Wert von −130 auch bei Nr. 5 mit einem Wert von −129 gemessen. Bei Nr. 8, dort wo die maximale Druckdehnung an der Interartikularportion bestand, betrug die Dehnung −110. Die maximale Zugdehnung bestand bei Nr. 14 an der Interartikularportion mit einem Wert von 125, wobei sie im Bogenwurzelbereich 112 betrug.

III.4.5.3. Maximale Flexion

Ohne Muskelkraft:
Die maximale Druckdehnung von −362 wurde bei Nr. 4 im Bogenwurzelbereich gemessen, wobei sie in der Interartikularportion bei Nr. 8 −130 betrug. Die Zugdehnung wirkte am größten im Bogenwurzelbereich bei Nr. 7 mit einem Wert von 239. Die maximale Druckdehnung in der Interartikularportion betrug 173.

Mit Muskelkraft:
Die maximale Druckdehnung betrug bei Nr. 4 im Bogenwurzelbereich −286, wobei sie −120 bei Nr. 8 in der Interartikularportion betrug. Die maximale Zugdehnung betrug bei Nr. 14 in der Interartikularportion 128. Die maximale Zugdehnung wurde im Bogenwurzelbereich mit 163 bei Nr. 7 gemessen.

III.4.5.4. R′ wird zunehmend steiler zur Bandscheibenebene gebracht

Bei der Messung wurde der Winkel zwischen Kraft R′ und Bandscheibenebene vergrößert.

R′ mit einem Winkel von 35° zur Bandscheibenebene: Ohne Muskelkraft betrug die maximale Druckdehnung −207 bei Nr. 4 im Bogenwurzelbereich und −136 bei Nr. 8 in der Interartikularportion. Die maximale Zugdehnung betrug 173 bei Nr. 14 in der Interartikularportion, wobei sie im Bogenwurzelbereich bei Nr. 7 141 betrug.

Mit Muskelkraft wurde die maximale Druckdehnung bei Nr. 5 im Bogenwurzelbereich mit einem Wert von −135 beobachtet, wobei sie bei Nr. 8 in der Interartikularportion −125 betrug. Die maximale Zugdehnung betrug 148 bei Nr. 14 in der Interartikularportion, sie betrug jedoch im Bogenwurzelbereich bei Nr. 7 91.

R' mit einem Winkel von 70° zur Bandscheibenebene:
Ohne Muskelkraft betrug die maximale Druckdehnung −167 bei Nr. 4 im Bogenwurzelbereich, bei Nr. 8 in der Interartikularportion −141. Die maximale Zugdehnung betrug bei Nr. 14 in der Interartikularportion 173, jedoch war die maximale Zugdehnung im Bogenwurzelbereich bei Nr. 7 152.

III.4.6. Diskussion

Die Voraussetzungen der Belastungsarten, in denen die entsprechenden physiologischen Belastungen – Extension, Flexion und Mittelstellung mit und ohne Last – theoretisch simuliert werden, beeinflussen sehr entscheidend die Ergebnisse.

Die Dehnung an den verschiedenen Orten der Interartikularportion und der Bogenwurzel wurde unter physiologischen Belastungsarten gemessen, vor allem um zu wissen, ob die Bogenwurzel oder die Interartikularportion mechanisch mehr gefährdet ist. Diese Dehnungsunterschiede an verschiedenen Orten sind durch Angriffsstelle und Richtung der Kraft bedingt (Abb. 24, 25).

Wie aus Abb. 26 ersichtlich ist, ist die Zug- und Druckdehnung in der Bogenwurzel viel größer als in der Interartikularportion bei Flexion mit oder ohne Muskelspannung. Flexion ohne Muskelspannung im lumbosakralen Bereich dürfte äußerst selten vorkommen; eine Möglichkeit wäre ein unerwarteter, nach ventral gerichteter Stoß von hinten.

Diese Dehnung, sowohl in der Interartikularportion als auch in der Bogenwurzel, vermindert sich beim Einbringen der Muskulatur eindeutig. Die Verminderung ist sehr wahrscheinlich auf die Reduktion des Biegemomentes durch die Muskelkraft (Pm) zurückzuführen.

In Extension, mit oder ohne Muskelkraft (Pm), vergrößert sich die Dehnung in der Interartikularportion gegenüber derjenigen der Bogenwurzel. Besonders bei Extension mit Muskelkraft (Pm) – beim Überstrecken des Oberkörpers, in Extension mit einer Last, z.B. Speerwerfen – ist die Zugdehnung der Interartikularportion 148, während jene in der Bogenwurzel nur 91 beträgt. Die Zugdehnung beträgt also in der Interartikularportion das 1,7fache derjenigen in der Bogenwurzel.

Eigentlich ist die Knochenfestigkeit beim Druck 1,5–2fach größer als beim Zug laut den Untersu-

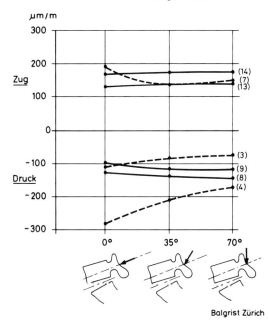

Abb. 24 Mikrodehnung in verschiedenen Winkeln der Kraft R'.
Die Dehnung in der Interartikularportion ist größer, wenn die Kraft R' steiler gebracht wird.

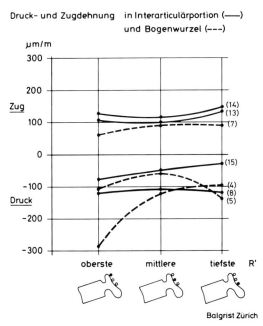

Abb. 25 Mikrodehnung an den verschiedenen Angriffsstellen
Die Zugdehnung in der Interartikularportion ist am größten, wenn die Angriffsstelle am kaudalsten liegt.

chungen von EVANS (1973): Es ist wahrscheinlich mechanisch nicht so bedeutend, daß die Druckdehnung häufig mehr im Bogenwurzelbereich gemessen wird.

Durch Einbringen der Muskelkraft (Pm) in Extension ist eine starke Reduktion der gesamten Dehnung vor allem in der Bogenwurzel und etwas weniger in der Interartikularportion zu verzeichnen.

Wie gesagt, spielt der Angriffsort der Kraft R' eine entscheidende Rolle für die Bevorzugung der mechanischen Gefahr in der Interartikularportion oder Bogenwurzel.

Selbstverständlich kann nun hier gesagt werden, daß die Unterschiede der Dehnung in beiden Orten durch die morphologische Variante – flach liegende Gelenkfortsätze, lange Interartikularportion, vermehrte Lendenlordose oder Beckenkippung – noch beeinflußt werden.

III.5. Untersuchung III – Belastungsversuch der Lendenwirbelsäule in Extension

III.5.1. Einleitung

Die oben beschriebenen zwei Untersuchungen zeigen, daß eine extreme Extensionsstellung der Lendenwirbelsäule unter axialer Belastung eine mechanisch kritische Situation in der Interartikularportion verursacht. Die Voraussetzung war, daß die oben liegenden Gelenkfortsätze in die Grübchen der Lamina L5 aufsetzen, wodurch eine sehr steil auf die Grübchen wirkende Kraft R' auftreten kann. Deshalb eigentlich muß bei den Untersuchungen in vitro noch bestätigt werden,

1. ob die Gelenkfortsätze L4 tatsächlich unter einer physiologischen Belastung in die Grübchen aufsetzen und
2. ob eine isolierte Fraktur der Interartikularpor-

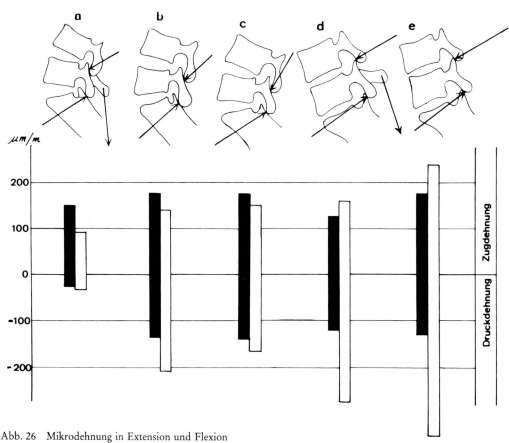

Abb. 26 Mikrodehnung in Extension und Flexion
■ Dehnung in der Interartikularportion
□ Dehnung in der Bogenwurzel
In Flexion wird die größere Zug- und Druckdehnung in der Bogenwurzel nachgewiesen, währenddem die Zugdehnung in der Interartikularportion in Extension größer wird.

tion unter einer solchen Bedingung, und zwar in extremer Extension unter axialer Belastung, erzeugt werden kann.

III.5.2. Untersuchung III A

III.5.2.1. Material und Methode

Die ganze Lendenwirbelsäule von zwei frischen Leichen (Nr. 8, 43jährig, männlich, Leberzirrhose, Nr. 9, 39jährig, weiblich, Hirnblutung), wird in der Belastungsvorrichtung so eingespannt, daß sie sowohl in Neutral- als auch in Extensionsstellung axial belastet werden kann (Abb. 27). Zweck dieser Methode ist die Feststellung, wie nahe die Gelenkfortsätze L4 an die kleinen Gruben der Lamina L5 bei Extension mit axialer Belastung verlagert werden. Die Kirschnerdrähte werden parallel zu den Deckplatten in allen Segmenten eingesetzt, und je nach der Stellung und Belastungskraft werden seitliche Aufnahmen der Lendenwirbelsäule und eine ap-Fotoaufnahme durchgeführt. Durch Markierung an den Kirschnerdrähten kann der absolute Abstand auf der Röntgenaufnahme umgerechnet werden. Die Lendenwirbelsäulen werden nun in Neutralstellung, in Extensionsstellung von 10° und 20° mit axialer Belastungskraft von 0, 100 und 200 kp belastet. Anschließend werden die Lendenwirbelsäulen in einer Extensionsstellung von 20° mit größerer axialer Belastung bis ca. 300 kp belastet (Abb. 28a und b).

Unter einer Neutralstellung verstehen wir die spontane Darstellung der Lendenwirbelsäule nach Entnahme aus dem Kadaver mit Entfernung der Weichteile und unter Belassung von Gelenkkapsel, Bandapparate und Bandscheibe.

III.5.2.2. Resultat der Untersuchung III A

Wie aus Abb. 29 ersichtlich, beträgt der Abstand zwischen der Spitze der Gelenkfortsätze L4 und der Grube der Lamina L5 0 mm bei einer axialen Belastung von 100 kp in Extension von 10°. Durch größere Belastung oder mehr Extension werden die Spitzen der Gelenkfortsätze in die Gruben eingepreßt. Anschließend werden die Lendenwirbelsäulen in einer Extensionsstellung von 20° weiter belastet. Ein plötzliches Nachlassen der axialen Kraft tritt bei einer axialen Belastungskraft von 270 kp auf, wobei die Gelenkfortsätze L4 stark in die Grube der Lamina L5 zusammengedrückt werden. Die Fraktur wurde makroskopisch und radiologisch in der Interartikularportion L5 bestätigt. Die axiale Belastungskraft war 250 kp.

Bei der Lendenwirbelsäule Nr. 9 war die ursprünglich vorgesehene Belastungsart, in der L4, L5 und S1 in einer extremen Extension axial belastet werden sollten, nicht realisierbar, da die Richtung und Größe der Kraft durch die zusätzliche Stellungsänderung der Lendenwirbelsäule in der Vorrichtung nicht mehr stimmten. Offenbar kam der untere Abschnitt der Lendenwirbelsäule in eine extreme Flexion, was zu einer Fraktur der kaudalen Gelenkfortsätze L5 führte (Abb. 32). Da wir die untere Lendenwirbelsäule mit Sacrum exakt in einer Extensionsstellung axial belasten wollten, mußte die Methode wie folgt geändert werden:

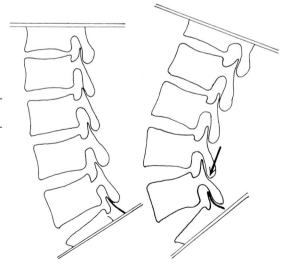

Abb. 27 Die ganze Lendenwirbelsäule wird mit spezieller Schale in die Belastungsvorrichtung so eingespannt, daß sie physiologisch in neutraler Stellung steht. Die Lendenlordose wird bis zur maximalen Extension von 20° verstärkt und die Lendenwirbelsäule wird gleichzeitig axial mit 100–200 kp belastet. Die Distanz zwischen Gelenkfortsatz L4 und der Grube der Lamina L5 sowie der Bewegungsumfang jedes Segmentes werden radiologisch und makroskopisch beobachtet.
Axiale Belastung auf die gesamte Lendenwirbelsäule (0–100, 200 kp)
in neutraler Stellung mit einer
Komplexion von 100, 200 kp und
in Extension von 10°, 20° mit einer
Komplexion von 100, 200
und 270 kp

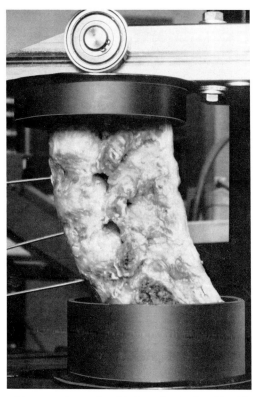 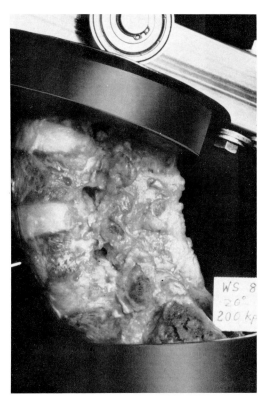

Abb. 28a Die Lendenwirbel werden in einer Vorrichtung durch eine axiale Kraft von 50–200 kp in einer Extensionsstellung von 0°~20° (in bezug auf die gesamte Lendenwirbelsäule) belastet. Es wird vor allem überprüft, ob die Lamina durch die Spitze der Gelenkfortsätze des oberen Segmentes gedrückt wird.

Abb. 28b Bei einer axialen Belastung von 200 kp in einer Extension von 20° trat die Fraktur der Interartikularportion auf.

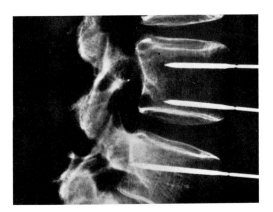 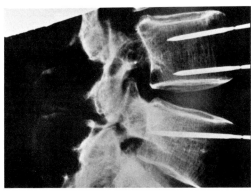

Abb. 29 Radiologische Kontrolle: Das Bewegungssegment L4/5 (a) wird um 7° extendiert und gleichzeitig mit einer axialen Kraft von 200 kp belastet. Die Spitze der kaudalen Gelenkfortsätze L4 wird dadurch um ca. 5 mm nach kaudal verstellt und in die Gruben gepreßt.

III.5.3. Untersuchung III B

Da eine ideale Belastungsbedingung im Bereich von L4, L5 und S1 bei Untersuchung III A nicht erzielt werden konnte, wurde hier der Versuch nicht mit der ganzen Lendenwirbelsäule sondern nur mit L4, L5 und S1 durchgeführt.

III.5.3.1. Material

Bei diesem Versuch haben wir insgesamt 13 Lendenwirbelsäulen benutzt. Wie bei den anderen Versuchen wurden die Präparate innerhalb 24 Stunden nach dem Tod der Patienten bis auf die wichtigen Bänder und Gelenkkapsel freipräpariert und bis zum Versuch tiefgekühlt. Todesursachen waren 3 Schädelfraktur, 4 Hirnblutung, 4 Leberzirrhose, 1 Lungenkrebs, 1 Blasenkrebs. Das Todesalter war zwischen 23 und 50 Jahren, durchschnittlich 37,5 Jahre. Geschlecht: männlich 10 und weiblich 3.

III.5.3.2. Methode
(Abb. 30, 31)

Die Lendenwirbelsäulen wurden bis auf die wichtigen Bänder, Gelenkkapsel und Bandscheiben freipräpariert und in den Halterungen der Vorrichtung mit Cerrebend eingespannt: der interkorporelle Raum L5/S1 neigt ca. 40° zur Horizon-

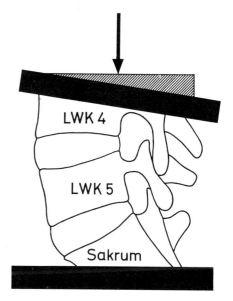

Abb. 30 Das Präparat LWK 4 – Sakrum wird in neutraler Stellung (Definition s. Text Seite 35) mit Cerrebend in den Halterungen eingebracht. Das Segment L5 sowie die benachbarte Bandscheibe sind frei beweglich. Die obere Halterung wird durch einen Keil in die gewünschte Extensionsstellung verstellt und das Präparat wird axial belastet.

talebene und Lendenwirbelkörper 4 ca. 20° zur Horizontalebene, auf Grund der radiologischen Meßwerte (S. 78 und 79). Die Bandscheibe und die dorsale Komponente der Segmente L4, 5 und S1 bleiben völlig frei beweglich.

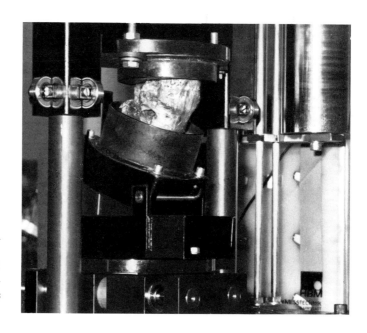

Abb. 31 Biomechanische Untersuchung III B: Die frische Lendenwirbelsäule (L4-S1) wird in einer speziellen Vorrichtung eingespannt und in den verschiedenen Extensionsstellungen axial zunehmend belastet, bis eine Fraktur auftritt.

Die eingespannten Präparate wurden in einer Extension von ca. 10–15° unter einer axialen Kraft von 200–700 kp belastet. Wie beim anderen Versuch wurde die gegebene axiale Kraft und die Längendifferenz der gesamten Präparate dokumentiert. Die momentane axiale Kraft, welche beim Bruch plötzlich nachläßt, wird als die die Fraktur produzierende Kraft betrachtet.

III.5.3.3. Resultat der Untersuchung III B

Wie auf der Tab. 2 ersichtlich, konnten wir bei allen zehn Präparaten mit einer axialen Kraft von Minimum 330 kp, Maximum 1200 kp in einer Extension von 11–15° eine isolierte Fraktur der Interartikularportion erzeugen. Bei Fall 10, in dem die Dornfortsätze L4/5 vor allem wegen Sporenbil-

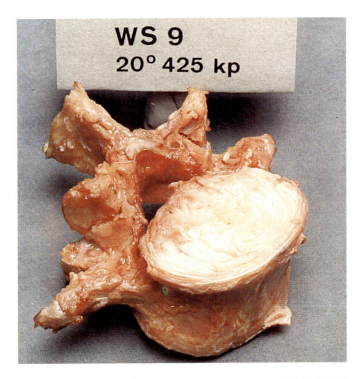

Abb. 32 Untersuchung III A: Es ist schwierig, bei der gesamten Lendenwirbelsäule jedes Segment in der gewünschten Stellung während der axialen Belastung zu behalten. Hier kam es zu einer Knickbildung im Segment L4-5, so daß das Segment L5/S1 dagegen maximal flektiert werden mußte. Diese extreme Flexion in axialer Belastung führte zu einer Fraktur im Wirbelgelenk L5 beidseits (S. 35).

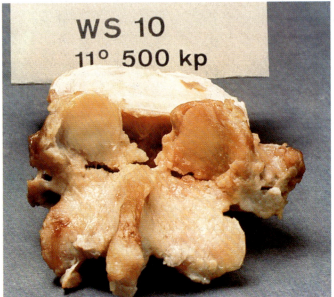

Abb. 33 Wirbel Nr. 10 bei der Untersuchung III B: In einer leichten Extension von 11° konnte eine Fraktur der Interartikularportion an der typischen Lyse-Stelle unter axialer Belastung von 500 kp erzeugt werden.

dung miteinander in Kontakt kamen, mußten wir die Sporenbildung der Dornfortsätze abtragen, damit die Kraftübertragung nicht einfach mittels der Dornfortsätze stattfindet. Die Frakturlinien laufen bei den Fällen Nr. 10, 11, 12, 13 und 15 sehr typisch und charakteristisch für Spondylolyse-Patienten, von lateral und kaudal der Interartikularportion nach mediokranial (Abb. 33).

Bei Fall 11, bei dem keine Fraktur mit einer Belastung von 500 kp erzeugt werden konnte, wurde die Lamina L5 längsgespalten. Nachher wurde die Interartikularportion beidseits durch eine axiale Kraft von 570 kp gebrochen (Abb. 34).

Bei Fall 14 wurde eine einseitige Fraktur der Interartikularportion beobachtet, welche eventuell im Zusammenhang mit einer möglicherweise aufgetretenen Rotation infolge Verlagerung des Dornfortsatzes L4 nach kaudolateral neben dem Dornfortsatz L5 steht (Abb. 35).

Bei Nr. 16 mit einer festen Synostose zwischen dem Querfortsatz L5 und Os ilium und bei Nr. 17 mit einer Nearthrose im gleichen Bereich wie bei Nr. 16 konnten wir unter einer Belastung von über

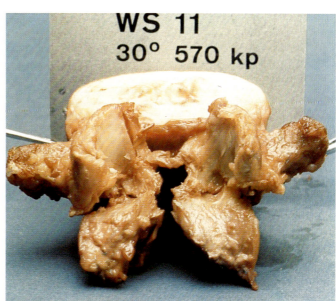

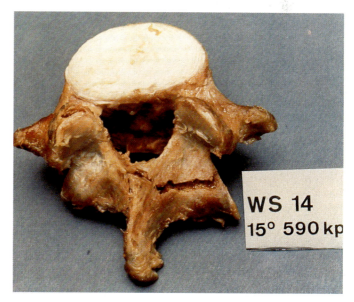

Abb. 34 Wirbel Nr. 11 bei der Untersuchung III B: In einer extremen Extension von 15° mit einer axialen Kraft von 570 kp konnte eine typische Fraktur der Interartikularportion erzeugt werden. Das Bild zeigt knapp unterhalb dem kranialen Wirbelgelenk beginnende Frakturlinien in der Interartikularportion beidseits, die dann nach ventral-kaudal bis oberhalb dem kaudalen Wirbelgelenk verlaufen.

Abb. 35 Wirbel Nr. 14 bei der Untersuchung III B: Die Fraktur lokalisiert sich nicht nur in der Interartikularportion, sondern auch in der Lamina. Der Dornfortsatz L4 stieß auf den Dornfortsatz L5 infolge der großen Osteophyten, sobald das Material in eine Extensionsstellung von nur 15° gebracht wurde. Bei einer axialen Kraft von über 500 kp wich der Dornfortsatz L4 nach rechts aus, wobei die zusätzliche Rotation eine nur einseitige Fraktur verursachte.

Präparatenummer	Verwendete Kraft (kp)	in einer Extension von	Lokalisation des Bruches
Nr. 8 25j. ♂	200	15°	IAP bds.
*Nr. 10 49j. ♂	500	11°	IAP bds.
*Nr. 11 36j. ♂	570	15°	IAP bds.
Nr. 12 44j. ♀	330	12°	IAP bds.
Nr. 13 47j. ♂	350	15°	IAP bds.
*Nr. 14 43j. ♂	590	15°	IAP re.
Nr. 15 48j. ♂	300	12°	IAP bds.
Nr. 16 23j. ♀	645	7°	IAP bds.
Nr. 17 23j. ♂	300	12°	IAP bds.
*Nr. 18 23j. ♀	425	10°	IAP bds.
Nr. 19 32j. ♂	1200 kg	10°	IAP bds.
Nr. 20 44j. ♂	435 kg	15°	IAP bds.
Nr. 21 50j. ♂	575 kg	15°	IAP rechts

Tab. 2 Extreme axiale Belastung in einer Extension (Untersuchung III B)

* Nr. 10: Der Dornfortsatz L4 wurde etwas reseziert.
* Nr. 11: Nach Längsspaltung der Lamina (Spina bifida-Effekt) war eine Fraktur erzeugbar.
* Nr. 14: Die Interartikularportion rechts und die Laminamitte waren frakturiert wegen Blockierung der Dornfortsätze L5/S1.
* Nr. 18: Die Synostose des Querfortsatzes L5 mit Os ilium wird reseziert.
Interartikularportion

700 kp keine Fraktur der Interartikularportion erzeugen. Eine Fraktur wurde bei Nr. 16 im synostosierten Querfortsatz und bei Nr. 17 knapp kranial des kaudalen Gelenkfortsatzes L5 beobachtet. Nachdem bei Nr. 18 mit einer Synostose zwischen dem Querfortsatz L5 und Os sacrum das Erzeugen einer Fraktur der Interartikularportion unter einer Belastung von 500 kp mißlang, wurde die Synostose vorsichtig mit einem Meißel entfernt und das Material wieder belastet. Diesmal konnte eine typische Fraktur der Interartikularportion bei axialer Kraft von knapp 300 kp erzeugt werden.

III.5.4. Diskussion

Die Untersuchung von PFEIL (1971), in der die gesamte Lendenwirbelsäule von Säuglingen und Kindern unter unbekanntem Kraftausmaß von kranial nach kaudal durch Hammer geschlagen wurde, galt offenbar der kombinierten axialen und transversalen Kraft in einer Extensionsstellung der Lendenwirbelsäule. Diese verursachte die Fraktur der Interartikularportion. Hingegen konnte keine Fraktur der Interartikularportion bei den zyklischen Belastungsversuchen von GROHER (1975) in einer extremen Extension ohne nennenswerte zusätzliche axiale oder transversale Belastung produziert werden.

Die kombinierte axiale und transversale Kraft in Extensionsstellung ermöglicht jedoch die Fraktur der Interartikularportion, was durch unsere Untersuchung III bestätigt wurde. Auf den Röntgenbildern der seitlichen Lendenwirbelsäule läßt sich erkennen, wie weit die Grube kaudal den Gelenkfortsätzen L5 durch die Spitze der Gelenkfortsätze L4 eingedrückt wird.

Dadurch tritt die Kraft R' auf, die von dorsokaudal her nach ventro-kranial tief in die Grübchen der Lamina L5 wirkt. Diese Kraft R' ist ein entscheidender Faktor zur Erzeugung der Fraktur in der Interartikularportion.

Die Feststellung der Untersuchung II, daß die Interartikularportion in extremer Extension der LWS mit axialer Belastung mechanisch mehr gefährdet ist, stimmt mit dem Resultat der Untersuchung III (isoliert erzeugte Frakturen der Interartikularportion) überein.

Interessant ist, daß eine Fraktur der Interartikularportion schwer erzeugbar ist, wenn die Dornfortsätze L4/5 zu groß sind (gleich wie beim Baastrup-Effekt) oder wenn eine Synostose zwischen Querfortsatz L5 und Os ilium oder Sacrum besteht.

In vivo könnten die Gelenkfortsätze L4 trotz dem Anstoß beider Dornfortsätze weiter hinunterkommen, da sie sich durch geringe Rotation aus-

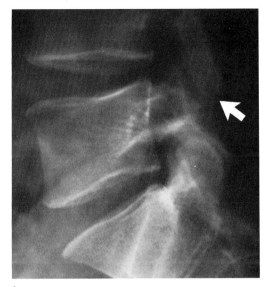
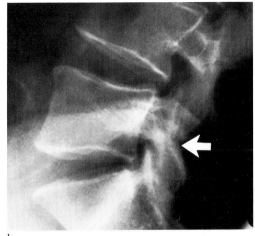

Abb. 36a/b Die Bewegung der Gelenkfortsätze in vivo (25jährig, ♂ mit normaler LWS): Die Spitze des Gelenkfortsatzes L4, die in der neutralen Stellung der LWS noch oberhalb der Interartikularportion steht (a), wird in maximaler Extension mit einem Gewicht von 20 kg an den Schultern in die Grübchen der Lamina L5 verlagert (c). Das Bild (b) zeigt die Lendenwirbelsäule in maximaler Extension ohne zusätzliches Gewicht von 20 kg: Die Spitze der Dornfortsätze L4 sind noch nicht in den Grübchen L5.
Abb. 36c Die Spitze der Gelenkfortsätze L4 werden in die Grübchen der Lamina L5 hineingedrückt.

weichen. In vivo beobachten wir auf der seitlichen Aufnahme der LWS in maximaler Reklination nicht immer, daß die Gelenkfortsätze L4 in die Grübchen der Lamina L5 hineinstoßen (Abb. 36a, b).

Wie in Abb. 36c gezeigt wird, ist eine zusätzliche axiale Last von 20 kg oft genügend, um die Gelenkfortsätze L4 an die Grübchen der Lamina L5 aufzusetzen.

Der ätiologische Faktor des Zangeneffektes in der Interartikularportion – das Zusammenpressen der Interartikularportion durch die benachbarten Gelenkfortsätze – von LANE (1893) wurde von BROCHER 1951 verneint, da die benachbarten beiden Gelenkfortsätze nicht in einer Ebene sind. Unsere Untersuchung zeigt auch keinen Zangeneffekt wegen enormer axialer Resistenz der Bandscheibe. Jedoch wirkt der Druck der Gelenkfortsätze L4 auf die Lamina L5, wobei sie gleichzeitig durch die Gelenkfortsätze S1 von ventrokaudal her nach dorsokranial gegengedrückt wird. Das dabei erzeugte Biegemoment in der Interartikularportion ist sehr entscheidend für die Entstehung der Lyse.

IV. Klinische Untersuchungen

Die klinische Untersuchung wurde bei folgenden vier Gruppen der Patienten mit Spondylolisthesis bzw. Spondylolyse durchgeführt:

1. 1820 Patienten, die zum großen Teil im Zeitraum von 1960 bis 1976 an der Orthopädischen Universitätsklinik Balgrist, Zürich, behandelt wurden, sind anhand ihrer Krankengeschichte und Röntgenbilder nachkontrolliert worden (Untersuchung I).
2. Langfristig gut dokumentierte 50 Patienten mit schwerer Spondylolisthesis wurden nachkontrolliert, vor allem, um den Verlauf der schweren Spondylolisthesis zu beobachten (Untersuchung II).
3. 312 von 460 Patienten, die im Zeitraum von 1923 bis 1976 mit dorsaler Spondylodese nach ALBEE, BOSWORTH oder HIBBS mit oder ohne Laminektomie operiert wurden, konnten langfristig nachkontrolliert werden (Untersuchung III).
4. Im Zeitraum von 1976 bis 1979 wurde bei 52 Patienten vorwiegend wegen Spondylolisthesis eine ventrale Spondylodese durchgeführt. Bei relativ kurzem Kontrollzeitraum wird hier vor allem über den Repositionseffekt und die Pseudarthrose berichtet (Untersuchung IV).

IV.1. Untersuchung I – bei 1820 Patienten

Es wurde von 1960 bis 1976 an der Orthopädischen Universitätsklinik Balgrist, Zürich, Spondylolisthesis und/oder Spondylolyse bei 2362 von allen 104 200 Poliklinikpatienten diagnostiziert (2,2%) und zum großen Teil behandelt. 1820 Patienten konnten statistisch untersucht und z.T. nachkontrolliert werden.

IV.1.1. Kasuistik

1215 Männer und 605 Frauen. Das Kontrollalter war zwischen 1 1/2 und 40 Jahren, durchschnittlich 29,4 Jahre. Die Beobachtungszeit war 1 bis 55 Jahre, durchschnittlich 19,3 Jahre.

IV.1.2. Schweregrad und Lokalisation der Olisthesis

Alle Patienten wurden je nach dem Schweregrad der Olisthesis durch die Meßmethode nach TAILLARD und wie folgt in vier Gruppen aufgeteilt: 1073 Patienten (59% aller Patienten) gehören zu der 1. Gruppe mit einem Wirbelgleiten von 0–25%. Zu der 2. Gruppe mit einem Wirbelgleiten von 25–50% gehören 550 Patienten (30,2% aller Patienten). 146 Patienten (8%) gehören zu der 3. Gruppe mit einem Wirbelgleiten von 50–75%. 51 Patienten (2,8%) gehören der 4. Gruppe an mit einem Wirbelgleiten von über 75% (Tab. 3).

Tab. 3 Schweregrad der Olisthesis bei Poliklinikpatienten (1820 Fälle).

%	♂	♀	Total
0–25	734	339	1073
25–50	358	192	550
50–75	96	50	146
über 75	27	24	51
Total	1215	605	1820

Die meiste Lokalisation der Olisthesis bzw. Lyse war L5 bei 89% aller untersuchten Patienten (1620 Patienten), L4 bei 10% (182 Patienten), L3 bei 0,6% (11 Patienten), L2 bei 0,1% (2 Patienten), der Rest auf mehreren Etagen (Tab. 4).

Tab. 4 Lokalisation der Spondylolisthesis bei Poliklinikpatienten (1820 Fälle).

L1	L2	L3	L4	L5	mehrfach
–	2	11	182	1603	22
–	0,1%	0,6%	10,0%	88,1%	1,2%

Bei 22 Patienten (16 Männern und 6 Frauen) wurde eine Mehrfach-Spondylolyse/Spondylolisthesis beobachtet (1,2% aller Olisthesis/Lyse-Träger). Die meiste Lokalisation war bei 11 Patienten L4 und L5, bei 3 Patienten L2 und L5, je bei 2 Patienten L3 und L5 oder L3 und L4. Bei einem Fall wurde eine 3fach-Spondylolyse/Olisthesis L3, L4 und L5 beobachtet.

IV.1.3. Anamnese

Bei ca. 40% aller Untersuchten fand man anamnestisch ein Verhebetrauma oder Sturz auf den Rücken als auslösenden Faktor der Beschwerden. Die erste Manifestation der Beschwerden war bei 540 Patienten (29,7%) meistens im Alter von 11–20 Jahren, bei 24,7% aller Untersuchten (450 Patienten) im Alter von 21–30 Jahren, bei 21,5% (391 Patienten) im Alter von 31–40 Jahren. 20 Patienten (1,1%) erfuhren die erste Manifestation im Alter von unter 10 Jahren, 39 Patienten (1,7%) im Alter von über 61 Jahren (Tab.5).

Tab. 5 Alter der ersten klinischen Manifestation bei 1820 Poliklinikpatienten mit Spondylolisthesis und/oder Spondylolyse.

unter 11	20	1,1%
11–20	540	29,7%
21–30	450	24,7%
31–40	391	21,5%
41–50	206	11,3%
51–60	174	9,6%
über 60	39	2,1%

IV.1.4. Röntgenbefund

Radiologischer Begleitbefund: (Tab.6)
Die radiologische Untersuchung bestand in der Regel aus Aufnahmen von der Lendenwirbelsäule ap, seitlich und schräg beidseits. Soweit auf diesen Aufnahmen zu ersehen war, konnten wir eine reine Spondylolyse – Spaltung der Interartikularportion ohne Wirbelgleiten – bei 319 Patienten feststellen. Die Spaltung im Wirbelbogen, inbegriffen Spina bifida, war bei 18% bei L5 und bei 20% bei S1 aller Patienten zu beobachten. Den lumbosakralen Übergang, vor allem die Vergrößerung der Querfortsätze oder Gelenkbildung derselben mit dem Os ilium oder Sacrum im betroffenen Segment beobachtete man bei 25% aller Fälle. Meistens war das Wirbelgleiten gering.

Tab. 6 Radiologischer Begleitbefund n = 1820

Spondylolyse ohne Wirbelgleiten	319	17,5%
Spina bifida L5	329	18,1%
Spina bifida S1	364	20,0%
Vergrößerung der Querfortsätze L5	457	25,1%
Bogendysplasie L5	542	29,8%

Röntgenverlauf der Spondylolisthesis:
Röntgenverlaufsbilder waren bei 40% aller Untersuchten zum Vergleichen vorhanden. Bei 72% aller Patienten mit Röntgenverlaufsbildern konnte man keine Veränderung der Spondylolisthesis oder der entsprechenden Bandscheiben feststellen. Bei den restlichen 28% wurde eine Zunahme der Olisthesis und/oder eine Bandscheibenverschmälerung beobachtet. Bei den nicht operierten Patienten fand man ein weiteres Wirbelgleiten häufig nicht nur im Wachstumsschub, sondern auch im hohen Alter. Der Prozentsatz der nicht operierten Patienten mit weiterem Wirbelgleiten betrug 26% aller nicht operierten Patienten mit vorhandenen Röntgenverlaufsbildern.

IV.1.5. Klinischer Befund

Lokalisation der Beschwerden:
Die Beschwerden lokalisieren sich bei über 80% aller Fälle vor allem im lumbosakralen Bereich. Bei 52% aller Fälle waren sie im Gesäß auf einer oder beiden Seiten. Typische Lokalisation der Schmerzen ist der Oberschenkel proximal/lateral, Trochanter major-Gegend vor allem beidseits bei 60% aller Fälle. Ischialgieforme Beschwerden wurden von 25% aller Untersuchten angegeben.

Objektiver Befund:
Ein typischer objektiver Befund ist die Einschränkung der Lendenwirbelsäulenbeweglichkeit, welche bei 59% aller Fälle zu beobachten war. Eine Muskelspannung, vor allem im M. sacrospinalis mit Druckschmerzhaftigkeit wurde bei 40% aller Fälle festgestellt. Druck- und Rüttelschmerzhaftigkeit auf dem Dornfortsatz des betroffenen Segmentes haben wir bei 54% angetroffen, eine Stufenbildung bei 26%, Ausweichskoliose bei 5%, Verkürzung der ischiokruralen Muskulatur bei 6%, radikuläre Zeichen bei 4%. Am häufigsten bestand eine Hypästhesie oder Parästhesie, dann eine Reflexschwäche. Motorische Störungen waren äußerst selten. Neurogen Claudicatio intermittensähnliche Beschwerden wurden bei 0,1% aller Fälle angegeben, wobei der objektive Befund sehr gering war. Diese bestanden am häufigsten bei relativ älteren Patienten mit Pseudo- oder echter, aber relativ progredienter Spondylolisthesis von L4. Dabei klagen die Patienten oft über Schmerzen im Knöchel- und Fersenbereich. Als objektiven Befund beobachtet man dabei häufig eine Schwellung im Sprunggelenksbereich oder eine unklare

sockenförmige Sensibilitätsstörung (vorwiegend Parästhesie).

IV.1.6. Therapie (Tab.7)

Konservative Therapie:
Es wurden bei über 90% aller Untersuchten konservative therapeutische Maßnahmen durchgeführt. Vor allem wurde Dispensierung vom Schulturnen und Sporttreiben bei Jüngeren, physikalische Therapie in Form von isometrischer hypolordosierender Rückengymnastik mit Wärmeapplikation bei fast allen Patienten als erste therapeutische Maßnahme vorgenommen. Durchschnittlich 83% aller konservativ behandelten Patienten hatten eine Linderung der Beschwerden angegeben. Bei weniger als 10% aller behandelten Patienten mußte später ein operativer Eingriff durchgeführt werden.
Die Ergebnisse der operativen Eingriffe werden im Kapitel IV.3.ff beschrieben.

Tab. 7 Therapeutische Maßnahmen n = 1820

	Patienten	%
Konservative Therapie	1674	92,0
Physikalische Therapie	1232	67,7
Lendenmieder	618	34,0
Operative Eingriffe	175	9,6
Keine Therapie	146	8,0

IV.1.7. Diskussion

Der wichtigste Punkt in diesem Kapitel ist die Tatsache, daß die Kreuzschmerzen bei Spondylolisthesis fast bei 80% aller konsultierenden Patienten verbessert werden konnten. Die Häufigkeit der Spondylolisthesis von 2,2% aller Poliklinikpatienten und von 7,2% aller Patienten mit Kreuzschmerzen stimmt mit den Angaben anderer Autoren überein (ALLEN et al. 1950, RUNGE 1954, GILLESPIE 1949, GHORMLEY 1951).
Die Lokalisation der Lyse oder Olisthesis ist bei 89% aller 1820 Patienten meistens L5: Diese Häufigkeit L5 stimmt mit den Angaben von GEORGE (86,1%), NEUGEBAUER (86,0%), TAILLARD (82–86%) überein und ist größer als bei den Untersuchungen von FRIBERG (67,8%), JUNGHANNS (67,0%) und STEWART (61,8%).

Als radiologischen Zusatzbefund ergaben sich Spina bifida occulta L5 oder S1 bei ca. 30% und eine lumbosakrale Übergangsstörung des betroffenen Segmentes bei 25% aller Untersuchten. Bei fast 80% aller Patienten mit lumbosakraler Übergangsstörung ist das Wirbelgleiten nicht vorhanden oder gering, was eventuell im Zusammenhang mit einer besseren Stabilität durch die Gelenkverbindung der Querfortsätze mit dem Os ilium oder Os sacrum steht.

Das jüngste Alter, in dem eine Olisthesis gefunden wurde, war 17 Lebensmonate (FRANCILLON 1958). Die Mehrfach-Lokalisation wurde bei 1,2% aller Olisthesis/Lyse beobachtet, die aber beruflich in keinem Zusammenhang standen mit der Tätigkeit eines Schlangenmenschen. Jedoch ist es interessant, daß 15 von 22 Patienten körperlich schwere berufliche Tätigkeiten, z. B. Maurer, Bauer, ausübten. Das Auftreten von neurologischen Ausfällen war auch sehr selten, was vermutlich dem relativ breiten Wirbelkanal zugeschrieben werden dürfte.

Die Seltenheit gilt auch für die Entstehung der Diskushernie im Olisthesisniveau. Diese könnte erklärt werden mit der Tatsache, daß die Olisthesis/Lyse-Träger häufig eine Lordosierung der Lendenwirbelsäule haben und dadurch der intradiskale Druck nach ventral zu protrusieren tendiert wegen der Komprimierung des hinteren Anteils der Bandscheibe. Wenn aber die Protrusion der Bandscheibe nach dorsal vorkommt, kann es wegen des breiteren Wirbelkanals weniger mit der Nervenwurzel oder dem Duralsack zu Konflikten kommen.

IV.2. Untersuchung II – progredientes Wirbelgleiten bei 50 Patienten mit schwerer Spondylolisthesis

IV.2.1. Einleitung

Die Progredienz einer Spondylolisthesis wird im allgemeinen auf den Zeitraum des kindlichen und jugendlichen Lebensalters beschränkt angenommen. Trapezoide Form des Gleitwirbels und abgerundete Sakralbasis sind als Zeichen einer vermehrten Instabilität des Gleitwirbels anzusehen (TAILLARD 1954) und für die prognostische Beurteilung bedeutungsvoll. Für die therapeutische Reposition bieten sie gleichermaßen günstige Voraussetzungen wie schwere Probleme, das Repositionsergebnis aufrecht zu erhalten (TAILLARD 1954, SUEZAWA 1978).

Trotz ventraler und dorsaler Spondylodese sind diese anatomisch gut definierten Formen der Spondylolisthesis therapeutisch äußerst schwierig anzugehen, und häufig kommt es erst im Erwachsenenalter unter dem Bild einer Spondyloptose zum Abschluß des Gleitvorganges (FRANCILLON 1958 und 1975). Die von FRANCILLON noch 1958 als Lehrmeinung vertretene Ansicht, der Gleitvorgang sei nach Wachstumsabschluß mit Ausnahme weniger ungünstiger anatomischer Formen der Spondylolisthesis beendet, wurde in der Folge verschiedentlich relativiert (SCHREIBER 1968, HAUBERG 1968 und FRANCILLON 1977). Einzelbeobachtungen über ein Wirbelgleiten bei Aplasie der Gelenkfortsätze (EXNER 1958), nach entzündlicher, tumoröser oder aktinogener Zerstörung der Interartikularportion oder auch das Bild der Pseudospondylolisthesis, von JUNGHANNS (1931) und MACNAB (1950) als Spondylolisthesis mit intaktem Neuralbogen bezeichnet, lassen den steten Einfluß mechanischer Kräfte erkennen. GSCHWEND (1965) führt das vermehrte Auftreten von Fällen der Spondylolisthesis, der Spondylolyse und der Pseudospondylolisthesis bei alten Menschen auf osteoporotische Umbauvorgänge zurück. Eine Erfahrung, die wir in der Abb. 37 durch ein besonders eindrückliches Beispiel belegen können.

Zusammenfassend kann ein progredientes Wirbelgleiten demzufolge bei der Entwicklung des aufrechten Ganges, bei bestimmten Wirbelformen, kongenitalen Mißbildungen, sekundären Läsionen im Wirbelbogen und/oder Wirbelgelenksbereich, bei osteoporotischen Knochenaufbauveränderungen, ebenso wie bei vermindertem muskulärem, ligamentärem und diskalem Stützeffekt erwartet werden. Die Tatsache der Progredienz der Spondylolisthesis bei besonderen anatomischen Formen und osteoporotischen Umbauvorgängen, die Probleme der chirurgischen Behandlung bei relativ kleinem Patientenkreis mit schmerzhafter therapieresistenter Spondylolisthesis haben uns veranlaßt, anhand von Langzeitverläufen das Bild der Spondylolisthesis mit und ohne operative Behandlung beim Erwachsenen weiter zu verfolgen, jeweils mit der Frage der bestehenden Beschwerden. Da häufig die Spondyloptose oder eine schwere Form der Spondylolisthesis als Geburtshindernis bezeichnet wird (MARTIUS 1962, LINK 1970), haben wir, um auch dieses Problem zu sehen, vorwiegend weibliche Patienten kontrolliert.

IV.2.2. Kasuistik

Bei 50 at random ausgewählten, vorwiegend weiblichen Patienten (40 Frauen und 10 Männer) mit Spondylolisthesis von 50% und darüber wurde der klinische und radiologische Verlauf untersucht. 36 Patienten hatten eine operative, 14 eine konservative Behandlung. Bei den weiblichen Patienten wurde auch speziell auf die Einflüsse durch Gravidität und Geburt eingegangen. Das durchschnittliche Alter zur Zeit der Hauptbehandlung betrug 18 Jahre, bei der Nachkontrolle 34 Jahre. Die Untersuchungsdauer erstreckte sich über 5 bis 52 Jahre, im Durchschnitt 16 Jahre. 28 Patienten waren nach ALBEE, 8 nach HIBBS operiert, 19mal war eine zusätzliche Laminektomie notwendig. Die nach ALBEE operierten Patienten hatten eine prä- und postoperative Korsettextension zur präoperativen konservativen Reposition des Gleitwirbels und zur postoperativen Nachbehandlung erhalten.

IV.2.3. Klinische Resultate

Die Beurteilung, basierend auf den Einzelfaktoren wie subjektiven Beschwerden, klinischem Befund, beruflicher Rehabilitation, ergab durchschnittlich 16 Jahre nach Behandlungsbeginn in 25 Fällen ein gutes, in 16 Fällen ein befriedigendes und in je 3 Fällen ein unbefriedigendes und schlechtes Resultat. Generell hat die Zahl der beschwerdefreien Patienten im Laufe der Jahre zugenommen: sie betrug 3 Jahre nach Behandlungsbeginn 70%. Ein Lendenmieder wurde bei den operierten Patienten durchschnittlich 3,2 Jahre getragen. Bei keiner der 21 operierten Patientinnen waren während der Schwangerschaft und Geburt orthopädische, neurologische oder gynäkologische Komplikationen aufgetreten. Eine Schmerzverschlimmerung, bzw. ein erstmaliges Auftreten eines Schmerzschubes in der Gravidität wurde von drei konservativ behandelten Patientinnen angegeben.

IV.2.4. Wirbelgleiten

Bei über vier Fünftel der Untersuchten konnte ein progredientes Wirbelgleiten während der ganzen Verlaufsdauer nachgewiesen werden. Es betraf alle 28 Patienten, die nach ALBEE, und 5 von 8 der nach HIBBS operierten (Abb. 38) und 10 von 14 der

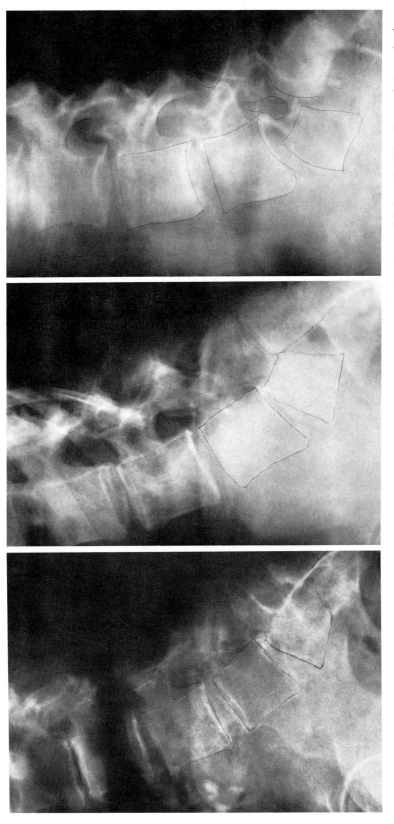

Abb. 37a–c L.W., 1908, weiblich, H 7′029. Bei progredienter Spondylolisthesis L5 von 90% wurde 1923 eine dorsale Spondylodese mit Tibiaspänen nach ALBEE durchgeführt. Die Olisthesis entwickelte sich 1931 zur kompletten Spondyloptose. Der Gleitwirbel ist 1978 mit dem Vorderrand S1 ossär verbunden.

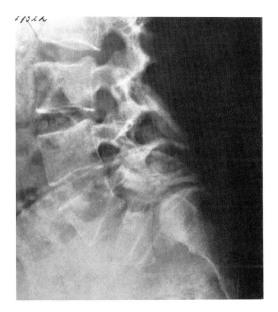 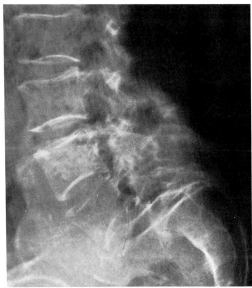

Abb. 38a/b W. S., 1928, männlich, P 67'831. Die Spondylolisthesis L5 von über 70% wurde 1948 nach Albee spondylodesiert. 30 Jahre postoperativ erkennt man die ossäre Konsolidation des Gleitwirbels mit dem Sacrum. In der Zwischenzeit ist der Lendenwirbelkörper 5 von kaudal nach dorsal geglitten.

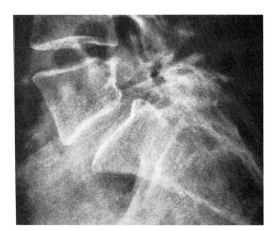 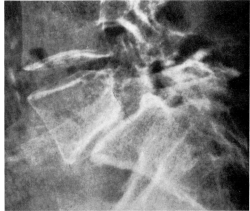

Abb. 39a/b Die Spondylolisthesis L5 von ca. 5% bei einer 41jährigen Patientin nahm im Zeitraum von 7 Jahren (1966–1974) auf 35% zu. Keine auffälligen ossären Veränderungen der Lendenwirbelsäule sind nachweisbar. Die Physiotherapie mit Abgabe eines Lendenmieders war erfolgreich.

konservativ behandelten Patienten (Abb. 39). Drei Patienten mit konservativer Behandlung waren zwischen dem 30. und 40. Lebensjahr. Das Wirbelgleiten betrug durchschnittlich 20%. Im zeitlichen Ablauf war deutlich der Einfluß der Operation zu erkennen. In der unmittelbaren postoperativen Zweijahresperiode waren rund 50% des insgesamt erfolgten Gleitvorganges abgelaufen.

IV.2.5. Bandscheibenverschmälerung

In allen Fällen wurde eine im Verlauf der Jahre zunehmende Verschmälerung der Bandscheibe des Gleitwirbels beobachtet. Bei 24 von 36 der operativ und 7 von 14 der konservativ behandelten Fälle kam es schließlich zu einem knöchernen Durchbau des Gleitsegmentes.

IV.2.6. Pseudarthrose

In 7 von 36 operierten Fällen wurde nach durchschnittlich 16 Jahren eine pseudarthrotisch verheilte Spondylodese festgestellt. Eine Zuordnung zur Qualität der klinischen Resultate und des radiologischen Befundes war nicht möglich.

IV.2.7. Diskussion

Bei der routinemäßigen Ausmessung der Spondylolisthesis gewinnt der Untersucher den Eindruck der kontinuierlichen Formveränderung einer Spondylolisthesis in der überwiegenden Zahl der Patienten. Es steht außer Zweifel, daß Kinder und Jugendliche (TAILLARD 1955, FRANCILLON 1975) im Verlaufe der Körperentwicklung und alte Patienten im Zusammenhang mit osteoporotischen Veränderungen (GSCHWEND 1965) sowie Patienten mit vermindertem muskulärem, ligamentärem und diskalem Stützeffekt für die Lendenwirbelsäule eine Zunahme der Spondylolisthesis aufweisen. Ob und inwieweit diese Veränderung auch beim Erwachsenen objektivierbar ist, sollte mit obengenannter Untersuchung bei 50 vorwiegend weiblichen Patienten mit einem Wirbelgleiten von mindestens 50% überprüft werden. Bezogen auf alle Patienten beträgt die durchschnittliche Progredienz des Wirbelgleitens 20%. Sie war in allen Fällen kombiniert mit einer gleichzeitig progredienten Bandscheibenverschmälerung. Zusätzlich konnte ein eindeutiger Zusammenhang zwischen dem Zeitpunkt der Operation und der Zunahme des Gleitvorganges gefunden werden (Abb. 40).

In der unmittelbar postoperativen Phase, insbesondere bei den nach ALBEE operierten und speziell bei den Patienten, bei denen ein Repositionsmanöver durchgeführt worden war, ergaben sich die Hauptverschiebungen. Es scheint demnach durch einen operativen Vorgang zu einer weiteren vorübergehenden Zunahme der dorsalen Instabilität zu kommen, welche während ca. zwei Jahren anhält. Dies ist in Übereinstimmung mit dem klinischen Befund, daß die operierten Patienten durchschnittlich während drei Jahren ein Lendenmieder trugen. Offensichtlich können die ventralen Strukturen, zumindest bei fortgeschrittener Olisthesis von 50% und mehr, auch nach Abschluß des Wachstums keine ausreichende Stabilität gewährleisten, insbesondere wenn durch die Operation diese dorsalen Strukturen vorübergehend noch weiter vermindert werden. Damit ist allerdings keine verbindliche Aussage gemacht über die Verhältnisse bei der Mehrzahl der Menschen mit einer Spondylolyse oder einer Olisthesis, bei denen ein Wirbelgleiten von weniger als 50% besteht.

Vielmehr stützt sich unsere Aussage auf einseitiges, besonders ungünstig ausgesuchtes Krankengut. Gerade deswegen läßt sich darauf schließen, daß die Belastung im Bereich der Spondylolisthesis während des ganzen Lebens besteht und eine Spondylolisthesis erst dann als statisch bedeutungslos angesehen werden kann, wenn sie durch

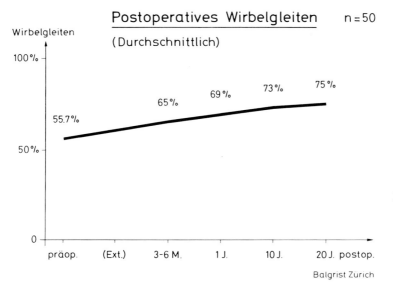

Abb. 40 Durchschnittliches Wirbelgleiten bei schwerer Spondylolisthesis L5 von über 50%. Die größte Zunahme des Gleitens fand innerhalb eines Jahres postoperativ statt.

ossäre Fixation stabilisiert ist. Wir fanden auch bei intakten dorsalen Spondylodesen eine Fortsetzung des Gleitvorganges mit Verbiegung der dorsalen Strukturen, die erst zum Abschluß kamen nach zusätzlicher ventraler ossärer Überbrückung des Gleitwirbels: Die genaue biomechanische Sicht wird in der Beurteilung des Kapitels IV.3. (Ergebnisse der operativen Eingriffe) beschrieben.

Ein besonders eindrückliches Beispiel (Abb. 41) einer postoperativ aufgetretenen Spondylolyse L3 bei knöchern durchgebauter dorsaler Harrington-Spondylodese, die wegen einer Spondyloptose zwei Jahre zuvor durchgeführt worden war, wird hier dargestellt. Man kann diese progredienten Umbauvorgänge auf die besondere Situation des Knochenaufbaues und der Knochenelastizität zurückführen. Bedeutungsvoll scheint uns, daß eine rasche Zunahme der Spondylolisthesis und das akute bzw. subakute Schmerzbild parallel verlaufen. Bei keiner der weiblichen Patientinnen wurden Komplikationen durch Gravidität und Geburt angegeben. Radikuläre Zeichen bei Spondylolisthesis sind sehr selten. FRIBERG (1939) hat bei 8 von 302 Fällen Sensibilitätsstörungen festgestellt. Zwei Fälle mit radikulären Zeichen und ein Fall mit Cauda equina-ähnlichem Syndrom wurden im Krankengut von BUUS (1943) mitgeteilt. Bei unseren Fällen konnten trotz Vergleich mit Fällen aus fremdem Krankengut mit schwerer Spondylolisthesis keine radikulären Zeichen beobachtet werden.

IV.3. Untersuchung III – Dorsale Spondylodese

Die Schmerzen bei Spondylolyse oder Spondylolisthesis sind oft uncharakteristisch. Die Beschwerden werden offenbar weniger durch die Instabilität der Spaltung der Interartikularportion, sondern vielmehr durch den Gleitvorgang verursacht (SCHREIBER 1968). Der Grund dafür ist z.B., daß die Anzahl der Beteiligung der Lyse viel kleiner

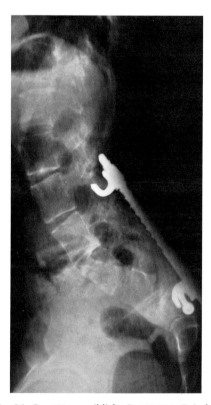 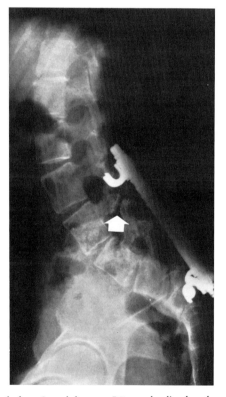

Abb. 41a/b M. P., 1954, weiblich, P 154 324. Bei der schmerzhaften Spondyloptose L5 wurde die dorsale Spondylodese L2-Sacrum durchgeführt. Zwei Jahre postoperativ entwickelte sich die Spaltung der Interartikularportion L3 gerade unter dem Harringtonhaken.

	Albee	Bosworth	Hibbs	Ventral Fusion	Total
1923–50	135	0	0	0	135
1951–60	55	18	0	0	73
1961–75	0	0	169	0	169
1976–	0	0	15	35	50
Total	190 (150)	18 (9)	184 (153)	35	427 (312)

Tab. 8 Lumbale Spondylodesen bei Spondylolisthesis. Die Zahl der dorsalen und ventralen Spondylodesen war im Zeitraum von 1976 bis 1977. Die Zahlen in Klammern bedeuten die nachuntersuchten Fälle.

als bei der Olisthesis bei Patienten mit Schmerzen ist (unsere Statistik von 2362 Olisthesis zeigt 1:4,7 vorwiegend Olisthesis) und da sonst in der Bevölkerung umgekehrt die Lyse vorwiegt. Um diesen Gleitvorgang zu verhindern, wurden verschiedene operative Eingriffe – dorsale Spondylodese mit Tibiaspänen nach ALBEE (1911), mit H-Span nach BOSWORTH (1955), mit Spongiosaspänen nach HIBBS (1911), dorsolaterale Spondylodese, dorsale interkorporelle Spondylodese und ventrale Spondylodese – durchgeführt. Seit 1960 verwenden wir die dorsale Spondylodese nach ALBEE nicht mehr wegen des hohen Prozentsatzes der Pseudarthrose. Die Diskrepanz der klinischen Ergebnisse zwischen der Methode nach ALBEE und nach HIBBS, wie sie von WEBER und PEYER 1973 von unserem Krankengut beschrieben wurde, ließ uns überlegen, und um die Ursache abzuklären, führten wir Nachkontrollen bei 312 Patienten durch.

IV.3.1. Kasuistik

Wir haben insgesamt 312 von 460 Patienten mit Spondylolisthesis bzw. Spondylolyse nachkontrolliert, bei denen in den Jahren 1923 bis 1977 eine dorsale Spondylodese nach ALBEE, BOSWORTH oder HIBBS durchgeführt wurde (Tab. 8). Die Geschlechtsbeteiligung ist mit 2:1 vorwiegend männlich. Die Beobachtungszeit beträgt 1–55 Jahre, durchschnittlich 15,6 Jahre. Das Operationsalter war 6–57 Jahre, durchschnittlich 23,3 Jahre. Von 1923 bis 1960 wurde vorwiegend die dorsale Spondylodese nach ALBEE bei 190 Fällen vorgenommen. Von 1951 bis 1960 wurde z.T. die Spondylodese nach BOSWORTH mit H-Span bei 18 Fällen vorgenommen. Seit 1961 verwenden wir routinemäßig die dorsale Spondylodese nach HIBBS, wobei sie in den letzten 15 Jahren bei 184 Fällen durchgeführt wurde.

Seit 1976 führen wir unter strenger Indikationsstellung auch die ventrale Spondylodese durch. Die Lokalisation der Olisthesis war bei 282 Fällen L5, bei 33 Fällen L4, bei 3 Fällen L3 und bei einem Fall L2. Bei 7 Fällen wurde eine Doppeletagen-Spondylolisthesis beobachtet. Der Schweregrad der Olisthesis wurde nach TAILLARD gemessen und in vier verschiedene Gruppen aufgeteilt:

Die Mehrzahl der Patienten (133) war in der ersten Gruppe von 0–25%, 53 Patienten in der zweiten Gruppe von 25–50%, 85 Patienten in der dritten Gruppe von 50–75% und 41 Patienten in der vierten Gruppe mit einem Gleiten von mehr als 75% (Tab. 9).

Tab. 9 Schweregrad der Spondylolisthesis präoperativ (ventrale Spondylodese nicht inbegriffen) bei 312 Fällen.

Schweregrad	Anzahl der Fälle
0–25%	133 (42,6%)
25–50%	53 (17,0%)
50–75%	85 (27,2%)
75%–	41 (13,2%)

IV.3.2. Klinische Resultate

IV.3.2.1. Subjektive Beschwerden:

Die subjektiven Beschwerden wurden im Zusammenhang mit der Wirbelsäulenbelastbarkeit nach FRIBERG (1939) ca. ein Jahr postoperativ und später noch zweimal beurteilt (Tab. 10). Als sehr gut wurde das Resultat bei 12% aller nach ALBEE operierten Patienten ein Jahr postoperativ, bei 43% als gut, bei 35% als befriedigend und bei 10% als schlecht bezeichnet. Mehr als ein Jahr nach der Operation wurde der Prozentsatz der Patienten in der ersten und zweiten Gruppe vergrößert, und zwar wurden 20% als sehr gut und 65% als gut beurteilt. Bei HIBBS Operationen war das klinische Resultat bei 30% ein Jahr postoperativ sehr gut, bei

	Albee	N = 150	Hibbs	N = 153
	1 year postop.	later	1 year postop.	later
excellent	12%	20%	30%	25%
good	43%	65%	42%	40%
fair	35%	11%	23%	30%
unsatisfactory	10%	4%	5%	5%
total	100%	100%	100%	100%

Tab. 10 Vergleich der klinischen Ergebnisse zwischen einem Jahr postoperativ und bei der Nachkontrolle.

42% gut, 23% befriedigend und 5% schlecht. Mehr als ein Jahr postoperativ nimmt der Prozentsatz der ersten und zweiten Gruppe ab, z.B. können nur noch 25% als sehr gut und 40% als gut bezeichnet werden.

IV.3.2.2. Klinischer Befund:

Die deutlich eingeschränkte Beweglichkeit der ganzen Lendenwirbelsäule ist bei fast allen Patienten zu beobachten, welche jedoch durch die Beweglichkeit beider Hüftgelenke gut kompensiert ist. Vorwiegend bei den Patienten in der vierten Gruppe nach FRIBERG war oft die deutliche Bewegungseinschränkung der lumbalen Wirbelsäule mit diskreter Ausweichskoliose nachweisbar. Die neurologischen Ausfälle, vor allem Hyposensibilität entsprechend Dermatom L5/S1 waren präoperativ bei weniger als 15% aller operierten, vorwiegend älteren Patienten nachzuweisen. Bei 8% aller Operierten war ein Reflexunterschied zu beobachten, jedoch war eine Motorikstörung bei Spondylolisthesis äußerst selten. Hartnäckige Druckschmerzhaftigkeit gaben insgesamt 43 Patienten bei einem Zustand nach der Methode nach HIBBS im Bereich der Spondylodesestelle an, praktisch ohne radiologisch feststellbare Pseudarthrose. Hingegen beobachtete man eine solche wesentliche Druckschmerzhaftigkeit an der Spondylodesestelle äußerst selten bei einem Zustand nach ALBEE-Methode.

Eine therapieresistente Druckschmerzhaftigkeit besteht bei 38 Patienten bei einem Zustand nach Spondylodese nach HIBBS an der Spanentnahmestelle. Bei 20 Patienten davon konnte ein direkter Zusammenhang der Schmerzursache mit der morphologischen Veränderung der Spanentnahmestelle radiologisch nicht bestätigt werden. Bei 20 Patienten mit Spondylodese nach ALBEE bestanden direkt postoperativ Parästhesien oder Hypästhesien distal der Operationsnarbe an der Tibiakante, die sich mit der Zeit erholten. Die durchschnittliche Tragzeit des Lendenmieders ist bei einem Zustand nach ALBEE viel länger (5 Jahre) als bei HIBBS mit 1,5 Jahren.

IV.3.2.3. Röntgenbefund:

Bei 35 Patienten fanden wir typische radiologische Zeichen einer Pseudarthrose bei einem Zustand nach ALBEE-Methode, d.h. nicht eingewachsene Späne, vor allem an der proximalen Seite. Bei 12 von diesen Patienten war das klinische Resultat schlecht oder befriedigend. Bei 4 wurde eine Reoperation und Entfernung der Späne durchgeführt, wobei jedoch keine wesentliche Verbesserung der Beschwerden erreicht werden konnte. Hingegen ist der primäre Durchbau bei der Spondylodese nach HIBBS meistens einwandfrei, jedoch beobachtet man zu einem späteren Zeitpunkt bei 25 Patienten aller operierten Fälle nach HIBBS eine Ermüdungsfraktur. Überlastungszeichen in der oberen Etage, z.B. vermehrte Sklerosierung der Dornfortsätze oder Wirbelkörper, fanden wir bei 40 Patienten mit HIBBS-Operation, hingegen praktisch keine bei der ALBEE-Methode. Ein progredientes Wirbelgleiten wurde bei 60% aller operierten Patienten nach ALBEE beobachtet. Bei 19 davon konnte eine eindeutige Pseudarthrose festgestellt werden. Hingegen fand man bei der HIBBS-Methode 13 Fälle mit progredientem Wirbelgleiten.

Das progrediente postoperative Wirbelgleiten ist bei 17 von 19 Patienten mit einer Olisthesis von mehr als 75%, bei 25 von 39 Patienten mit einer Olisthesis von 50–75%, bei 20 von 30 Patienten mit einer Olisthesis von 25–50% und bei 40 von 62 Patienten mit einer Olisthesis von 0–25% zu beobachten.

Die Bandscheibenverschmälerung im betroffenen Segment oder eine Etage höher ist ebenfalls häufig zu beobachten. Eine Bandscheibenverschmälerung oder eine vermehrte Verkalkung der

Bandscheibe beobachtete man, wie die Abb. 45 zeigt, nicht nur bei der ALBEE-Methode, sondern auch bei HIBBS. Die genaue Analyse der Verlaufsbilder zeigt, daß das postoperative Wirbelgleiten vor allem ein bis drei Jahre postoperativ vor sich geht und daß die Olisthesis in den folgenden Jahren jeweils nur geringfügig zugenommen hat. Das Wirbelgleiten sistiert, sobald der interkorporelle Raum durchgebaut ist. Bei 30% aller nach ALBEE spondylodesierten Patienten mit progredientem Wirbelgleiten war die ossäre Konsolidation im interkorporellen Raum bzw. im vorderen Teil des Sacrums erkennbar.

Fall 1: (Abb. 42)

Bei therapieresistenter schmerzhafter progredienter Spondylolisthesis L5 mit einem Wirbelgleiten von 75% wurde der 27jährige Patient 1930 nach ALBEE spondylodesiert. Drei Monate postoperativ blieb der präoperative Zustand der Olisthesis erhalten. 13 Jahre postoperativ war die Entwicklung zur vollständigen Spondyloptose zu beobachten. 25 Jahre postoperativ war der Lendenwirbelkörper 5 mit Ptose gegen den Sacrumrand nach kaudal und dorsal verschoben. Die dorsal liegenden Tibiaspäne sind seit 1973 nicht mehr eindeutig zu erkennen. Typischer Pseudarthrosefall. Trotz dieser Pseudarthrose konnte dieser Patient bis zu seinem Tod infolge Blasenkarzinom 1968 als Landwirt praktisch beschwerdefrei durcharbeiten.

Fall 2: (Abb. 43)

Bei diesem 40jährigen Patienten wurde 1948 eine Spondylodese nach ALBEE L3–S2 bei Spondylolisthesis L4 mit einem Wirbelgleiten von weniger als 10% durchgeführt. Die Röntgenkontrolle drei Monate nach der Operation zeigte eine unveränderte Olisthesis wie vor der Operation bei gut erhaltener Bandscheibe. Die Röntgenkontrolle 22 Jahre postoperativ zeigte eine deutliche Verschmälerung der Bandscheibe L4 mit Zunahme der Olisthesis auf 25%. Sichere Zeichen einer Pseudarthrose konnten radiologisch jedoch nicht festgestellt werden. Der Patient arbeitet zur Zeit als Chauffeur den ganzen Tag, hat jedoch ab und zu noch Schmerzschübe, die kurzfristig durch Ruhe wieder gebessert werden können.

Fall 3: (Abb. 44)

Die 22jährige Patientin mit einer Spondylolisthesis L5 von 35% wurde 1942 einer dorsalen Spondylodese nach ALBEE unterzogen. Drei Monate postoperativ zeigt die Röntgenkontrolle einen guten Sitz der Tibiaspäne und unveränderten Zustand der Olisthesis. 35 Jahre postoperativ zeigte die Röntgenkontrolle eine Zunahme der Olisthesis auf 60% mit einem Durchbau des inter-

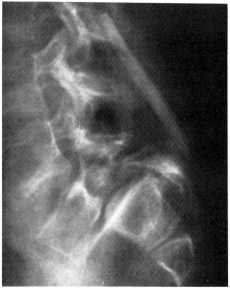
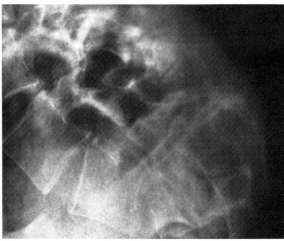

Abb. 42a/b   G. E., 1913, männlich, P 17'905.
a) 1930 wurde eine dorsale Spondylodese nach ALBEE bei Spondylolisthesis von 75% durchgeführt.
b) 1973 ist der vollständige Abrutsch des Lendenwirbelkörpers 5 mit ossärer Konsolidation zwischen Lendenwirbelkörper 5 und Sakrum erkennbar.

korporellen Raumes. Die Späne zwischen L3 und S2 sind vollständig durchgebaut. Die Patientin ist vollständig beschwerdefrei.

Fall 4: (Abb. 45)

Der 17jährige Patient litt an belastungsabhängigen Beschwerden bei Spondylolisthesis L5 von 80% seit einigen Jahren. Es wurde 1964 eine dorsale Spondylodese nach HIBBS durchgeführt. Drei Monate postoperativ zeigte die Röntgenkontrolle einen unveränderten Zustand der Olisthesis, welche sich bei der Röntgenkontrolle von 1978 zu einer Olisthesis von fast 100% entwickelt hat. Schön homogen durchgebaute Wirbelgelenke L3 bis S1. Leichte Verschmälerung der Bandscheibe mit Sklerosierung im Bereich L3/4 und L4/5 bei der Röntgenkontrolle von 1978. Der Patient hat noch leichte belastungsabhängige Beschwerden.

IV.3.3. Diskussion

Von 1960 bis 1976 wurde eine Spondylolisthesis und eine Spondylolyse bei 2319 von 104 245 Poliklinikpatienten (2,2%) an der Orthopädischen Universitätsklinik Balgrist, Zürich, diagnostiziert. Eine Spondylolyse – Spaltung der Interartikularportion ohne Wirbelgleiten – stellten wir bei 419 Patienten davon fest, und zwar ist das Verhältnis der Lyse zur Olisthesis 1:4,7. Wie bekannt, ist das Verhältnis in der Bevölkerung von Europa 2–1,5:1. Wie SCHREIBER 1968 betonte, kann die Spaltung der Interartikularportion aus diesem Grunde als schmerzauslösender Faktor nicht wichtig sein, sondern der Gleitvorgang muß die Hauptrolle für die Beschwerden spielen. Bei operierten Fällen ist das prozentuale Verhältnis zwischen Lyse und Olisthesis aus unserem Krankengut: Lyse:Olisthesis = 1,35.

Das Ziel der operativen Eingriffe sollte deshalb nicht nur bei einer Stabilisation, sondern eher bei einer Reposition und Stabilisation liegen. In den 20er Jahren wurde die Reposition bei schwerer Olisthesis in unserer Klinik auch versucht (SCHERB 1928), wobei eine Korrektur von 30–50% erreicht werden konnte. Es mußte aber mit dem Reposi-

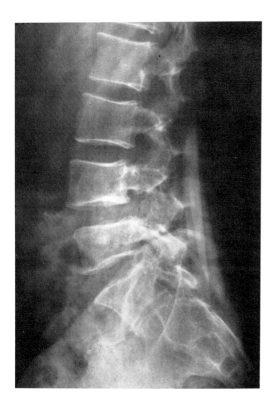
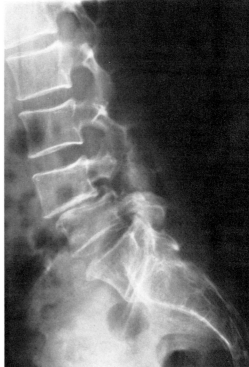

Abb. 43a/b O. H., 1908, männlich, H 15 896.
a) 1948 wurde eine dorsale Spondylodese nach ALBEE L3–S1 bei einer geringgradigen Spondylolisthesis L4 durchgeführt.
b) 1970 zeigt sich radiologisch eine Zunahme des Gleitens um 15% mit Bandscheibenverschmälerung.

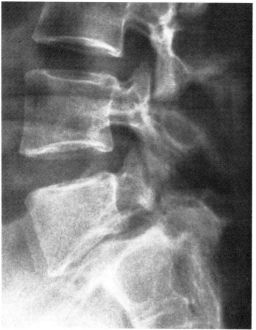 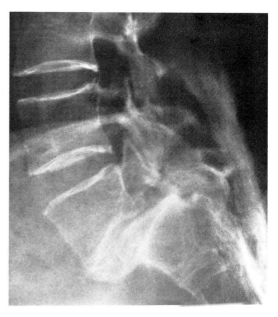

Abb. 44a/b   R. A., 1914, weiblich, P 49 893.
a) 1942 wurde eine dorsale Spondylodese nach ALBEE bei einer Spondylolisthesis L5 von 35% durchgeführt.
b) 1977 läßt sich radiologisch ein Fortschreiten der Olisthesis auf ca. 60% mit einem Durchbau im interkorporellen Raum erkennen.

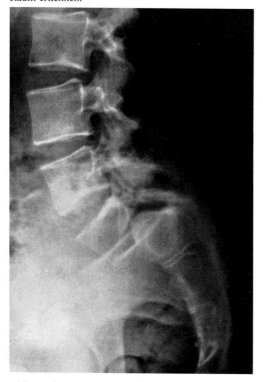 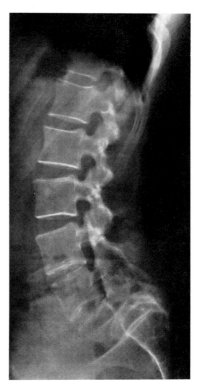

Abb. 45a/b   D. S., 1947, weiblich, P 134 037.
a) Eine dorsale Spondylodese nach HIBBS L3-S1 wurde 1964 bei einer Spondylolisthesis L5 von 80% durchgeführt.
b) 1978 erkennt man das weitere Gleiten L5 auf 100% mit Bandscheibendegeneration L3/4, L4/5.

tionsversuch aufgehört werden, vor allem weil die Korrektur durch die Spondylodese nicht erhalten werden konnte. Der hohe Prozentsatz der Pseudarthrose wurde auch bei der Methode nach ALBEE festgestellt, und im Zusammenhang mit den nicht eindeutig als gut bezeichneten klinischen Resultaten verwendet man seit 1960 die Methode nach HIBBS. Das langzeitige klinische Resultat zeigt jedoch eindeutig das Gegenteil. Trotz der hohen Pseudarthroserate von 40% gegenüber derjenigen von 25% bei HIBBS ist das klinische Ergebnis bei ALBEE eindeutig besser als bei HIBBS.

Wie aus der Tab. 10 ersichtlich, erfolgt die Besserung der Beschwerden bei ALBEE nicht immer gerade kurz nach der Operation, sondern eher später. Auch ist bei über 60% aller nach ALBEE operierten Patienten das postoperative progrediente Wirbelgleiten mit Bandscheibenverschmälerung mehr oder weniger zu beobachten. Häufig konnte der Stillstand der Schmerzen erst dann erreicht werden, wenn der weitere Gleitvorgang durch die ossäre Verwachsung des interkorporellen Raumes zum Stoppen kam. Der Prozentsatz der Patienten mit Wirbelgleiten ist viel größer als bei nicht operierten oder mit anderer Methode operierten. Nun stellt sich die Frage, ob und wieso das Wirbelgleiten durch die Operation eher beschleunigt wurde. Die Verlaufskontrolle von FRIBERG 1939 zeigt die Stellungsänderung bei 11 von 186 Patienten in einem Kontrollzeitraum von 1–11 Jahren. FRANCILLON (1958) und TAILLARD (1954) berichteten von 14 von 62 Patienten unter 20 Jahren ein allmähliches Weiterschreiten des Gleitprozesses. Eine Pseudarthrose oder ein pseudarthrose-ähnlicher Zustand mit progredientem Wirbelgleiten und Bandscheibenverschmälerung wurde bei fast 50% aller nach ALBEE operierten Fälle beobachtet (TAILLARD 1957).

WEBER und PEYER berichteten 1973 von über 35% Pseudarthrose bei ihren nachkontrollierten Fällen mit ALBEE-Methode. Das progrediente Wirbelgleiten nach dieser Operation ist nicht nur bei schwerer Olisthesis, sondern auch bei leichteren Fällen zu beobachten. Bei der ALBEE-Methode

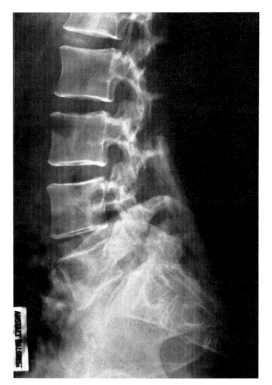
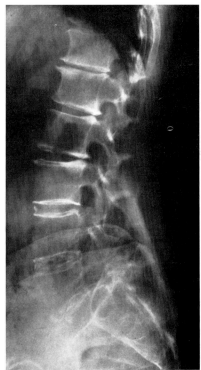

Abb. 46 M. E., 1917, weiblich, H 16 173.
a) 1947 wurde eine dorsale Spondylodese nach Albee L3-Sacrum durchgeführt. Die Olisthesis L5 war damals weniger als 30%.
b) 1978 läßt sich eine gute Verknöcherung der Tibiaspäne L3-Sacrum mit Verkalkung der Bandscheiben L3, 4, 5 und leichter Zunahme der Olisthesis nachweisen.

wurden die Wirbelgelenke in der Regel nicht angefrischt. Die Tibiaspäne wurden nur auf die angefrischte Lamina bzw. die Dornfortsätze angelegt. Man beobachtet dabei oft eine Pseudarthrose am proximalen Rand des Tibiaspanes. Bei gutem Einwachsen der Späne ist jedoch oft ein weiteres Wirbelgleiten zu erkennen, das wahrscheinlich durch die Biegefähigkeit und die Umbauvorgänge im Knochenspan verursacht wird. Die deutlich dorsal liegenden Späne werden bei der Methode nach ALBEE gegenüber der Methode nach HIBBS sicher mehr beansprucht, da die Schwerlinie weiter entfernt liegt und da der Bewegungsumfang im Spanbereich bei der Methode nach ALBEE infolge größerem Hebelarm größer ist als bei der Methode nach HIBBS (SUEZAWA 1978). Die Bandscheibenverschmälerung mit oder ohne Verkalkung des interkorporellen Raumes, welche nicht nur bei der ALBEE-Methode, sondern auch bei der HIBBS-Methode beobachtet wurde (Abb. 46, 47), könnte mit dem Ernährungsprozeß durch die Verminderung des osmotischen Druckes erklärt werden.

KRAEMER (1977) berichtete wie folgt: Die druckabhängigen Flüssigkeitsverschiebungen im menschlichen Zwischenwirbelabschnitt stellen einen Pump-Mechanismus dar, der die Versorgung der Bandscheibenzellen mit Substraten und den Abtransport der Stoffwechselschlacken beschleunigt. Regelmäßiger Wechsel zwischen Be- und Entlastung ist für die Ernährung des Bandscheibengewebes von großer Bedeutung. Bei Bandscheiben, die durch eine dorsale Spondylodese fixiert sind, tritt eine solche Ernährungsstörung ein. Bei der Methode nach ALBEE sind die Bewegungen in den dazwischen liegenden Segmenten in geringerem Umfang möglich, auch wenn die Späne am proximalen und distalen Ende gut eingewachsen sind. Gegenüber der Methode nach HIBBS führt dies zu einer nur relativen Stabilität, so daß eine weitere Bandscheibenverschmälerung nicht unbedingt verhindert wird.

Die bessere Stabilität bei der Methode nach HIBBS führt jedoch zu einem degenerativen Zustand der Bandscheibe ohne wesentliche Verminderung ihrer Höhe. Die Traumatisierung der Weichteilstützapparate – Muskulatur, Ligament, Gelenk-

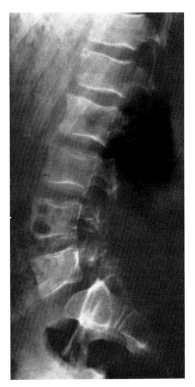
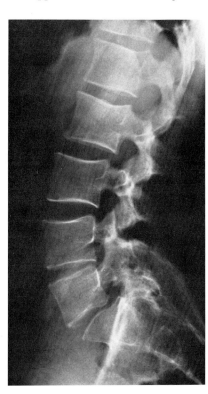

Abb. 47a/b H. H., 1953, männlich, P 156 754.
a) 1969 wurde eine dorsale Spondylodese L4-Sacrum bei Spondylolisthesis L5 von 25% durchgeführt.
b) Zwei Jahre postoperativ erkennt man einen guten Durchbau der Spondylodesestelle mit Bandscheibenverschmälerung L4, L5, ohne Zunahme der Olisthesis.

kapsel – und die Abschwächung der Muskulatur infolge langfristiger Ruhigstellung postoperativ spielen wahrscheinlich auch eine Rolle, da das Wirbelgleiten innerhalb ein bis drei Jahren hauptsächlich zu beobachten war. MACNAB berichtete 1978 anhand seiner elektromyographischen Untersuchungen, daß die Denervation des Musculus sacrospinalis bei 96% aller operierten Patienten nachweisbar ist. Es ist anzunehmen, daß die Funktion der Rückenmuskulatur nicht nur durch die Ruhigstellung, sondern auch direkt durch die Verletzung des Ramus dorsalis postoperativ verschlechtert wird.

Die Abschwächung des Weichteil-Stützapparates besteht selbstverständlich auch bei anderen dorsalen Spondylodesen, die jedoch wegen der besseren Stabilität weniger Bedeutung hat. Man beobachtet klinisch oft unklare Druckschmerzen der schön durchgebauten Spondylodesestelle bei HIBBS-Operationen. Die Instabilität oder Pseudarthrose kann jedoch dabei vollständig ausgeschlossen werden. Es ist aber aus mechanischen Gründen anzunehmen, daß der relativ dorsal liegende, schön durchgebaute Knochenblock im Zusammenhang mit den nicht fixierten vorderen Elementen – Bandscheibe, Ligamente – durch die Körperbewegungen überbeansprucht wird. Unsere biomechanischen Untersuchungen (SUEZAWA 1978) zeigen die dorsalen Elemente des normalen lumbosakralen Segmentes, das die nach ventral wirkende Scherkraft um ca. 90% aufnimmt, und daß die Bandscheibe vor allem nur die rein axial wirkende Kompressionskraft aufnehmen kann. Diese Resultate stimmen mit denen der anderen Autoren vollständig überein (NACHEMSON 1960, 1965 und 1966, FARFAN 1970 und 1973, LIN 1978). Vor allem bei Rotation, Flexion und Extension ist die Lokalisation und Konstruktion der Spondylodesestelle nach HIBBS mechanisch gesehen nicht belastungsfähig im Vergleich zu dem Belastungseffekt bei ventraler Spondylodese. Zudem fixiert dieser operative Eingriff mindestens zwei Etagen, am häufigsten L4-S1, inbegriffen Höhe L4/5 mit dem größten Bewegungsumfang in der Lendenwirbelsäule (ALLBROOCK 1957).

Hingegen liegt dieses Problem bei der ALBEE-Operation nicht vor, da die Stabilität dieser Methode trotz der mehrfachen Segmentfixation relativ ist. Auch liegt ein Vorteil in der ALBEE-Methode in der schnelleren Stabilisation des interkorporellen Raumes an der Olisthesisstelle. Die relative dorsale Stabilität begünstigt eher eine Ernährungsstörung der Bandscheibe mit nachfolgender Bandscheibenverschmälerung und anschließend ventralem Durchbau. Die ventrale Spondylodese ist deshalb geeigneter für eine komplette Stabilität. Wegen der relativ hohen Pseudarthroserate und dem größeren operativen Eingriff ist sie nicht bei allen Fällen angezeigt. Der Federungseffekt mit gleichzeitigem Hemmen der Instabilität, wie er bei der ALBEE-Methode besteht, bildet ein interessantes Phänomen und ist vielleicht wegweisend für die zukünftigen therapeutischen Möglichkeiten bei der Instabilität der Wirbelsäule.

IV.4. Untersuchung IV – ventrale Spondylodese – zur Korrektur der Spondylolisthesis

IV.4.1. Einleitung

Anfangs des 20. Jahrhunderts wurde der ventrale Zugang bei der Korrektur der ausgeprägten Kyphose infolge Spondylitis ankylopoetica oder bei Sanierung der Spondylitis tbc schon versuchsweise angewendet (MUELLER 1906, ITO 1934). HODGSON (1956) war der erste, der über ein erfolgreiches klinisches Resultat der ventralen Spondylodese bei Spondylitis tbc unter kombinierter Therapie mit Antibiotika berichtete.

Seither wurde auf die guten klinischen Resultate und die hohe Durchbaurate dieses operativen Eingriffes (75–95% aller Patienten hatten eine ossäre Konsolidation) von HODGSON (1960), HARMON (1960, 1963) und HUMPHRIES (1961) hingewiesen. Hingegen berichteten RANEY et al. (1963), TAYLOR (1970) und STAUFFER (1972) über eine hohe Pseudarthroserate von über 40% mit miserablen klinischen Resultaten.

Zudem wurden unangenehme Komplikationen – Beckenthrombose, Thrombophlebitis der unteren Extremitäten, Lungenembolie, Störung des Plexus präsacralis – beobachtet, was die Indikationsmöglichkeiten beschränkt.

Aus mechanischen Gründen ist es klar, daß die Versteifung des interkorporellen Raumes eine entscheidende Stabilität in den entsprechenden Segmenten anbietet im Vergleich zur dorsalen Spondylodese (VAN RENS 1967, ZIMMERMANN 1969, WEBER et al. 1969, MORSCHER 1974). Dadurch läßt sich erklären, warum der Prozentsatz der Pseudarthrose bei interkorporeller Spondylodese höher ist als bei anderen Eingriffen. Wenn die Stelle, in

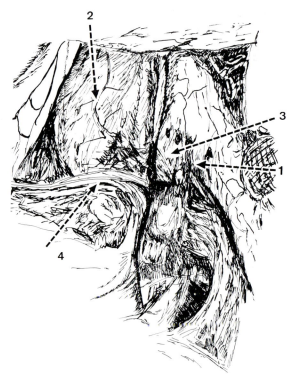
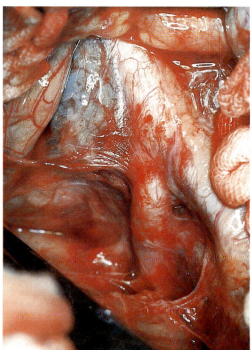

Abb. 48a 1 Arteria iliaca externa et interna
2 Vena iliaca communis sinistra
3 Plexus hypogastricus superior
4 Hinter der Vena iliaca communis liegt das Promontorium (Text zu Abb. 48–50 s. S. 60)

Abb. 48b Präparation des präsakralen Plexus unter dem Operationsmikroskop. Diese Abbildung zeigt den Plexus hypogastricus superior, die Arteria iliaca externa sowie interna und die Vena iliaca communis sinistra.

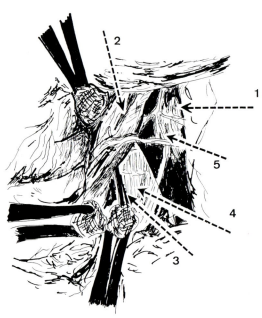
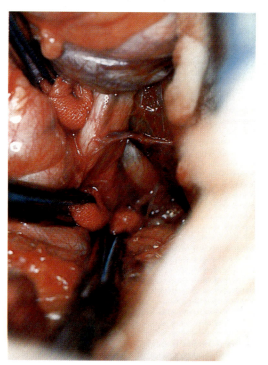

Abb. 49a

Abb. 49b

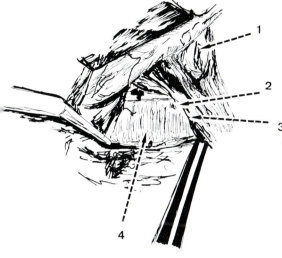 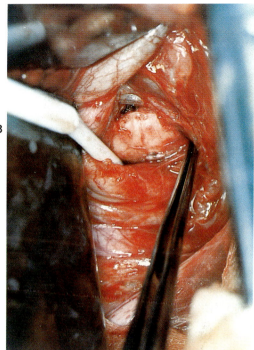

Abb. 50a 1 Arteria iliaca interna
2 Die abgehobene Arteria et Vena sacralis media
3 Vena iliaca communis sinistra
4 Ligamentum longitudinale anterius, in der Höhe der 5. lumbalen Bandscheibe

Abb. 50b Präparation des präsakralen Plexus unter dem Operationsmikroskop. Ohne die präsakralen Weichteile unnötig zu verletzen, erreicht man das Lig. longitudinale anterius in der Höhe der lumbalen 5. Bandscheibe.

◁ Abb. 49a 1 Vena iliaca communis sinistra
2 Urether
3 Vena und Arteria sacralis media
4 Ligamentum longitudinale anterius (L5)
5 Plexus hypogastricus superior
Abb. 49b Präparation des präsakralen Plexus unter dem Operationsmikroskop. Links dem Urether ist die Vena sacralis media, dann die Vena iliaca communis sinistra erkennbar.

der die größte mechanische Beanspruchung stattfindet, versteift ist, ist die Stabilität der Umgebung besser, aber gleichzeitig ist es schwieriger, eine solche Stelle zu versteifen.

Seit Anfang 1976 wurde an der Orthopädischen Universitätsklinik Balgrist, Zürich, die ventrale Spondylodese bei streng selektionierten Fällen, vor allem mit Spondylolisthesis durchgeführt. Wir berichten über das klinische Resultat dieses operativen Eingriffes, besonders im Zusammenhang mit dem Korrektureffekt, Pseudarthrose und Nachbehandlung (Immobilisationsart und -zeitraum).

Tab. 11 Geschlecht und Alter der Patienten mit ventraler Spondylodese (1976–79).

Frauen	:	Männer
33	:	19

Bis 15 Jahre	5
16–20 Jahre	13
21–30 Jahre	14
31–40 Jahre	12
41–50 Jahre	8

IV.4.2. Kasuistik

Wie auf Tab. 11 ersichtlich, handelt es sich um 52 Patienten, bei denen in den Jahren 1976 bis 1979 eine ventrale Spondylodese durchgeführt wurde (33 Frauen und 19 Männer). Die Beobachtungszeit beträgt 4 Monate bis 3 Jahre, durchschnittlich 1 Jahr und 10 Monate. Das Operationsalter lag zwischen 13–55 Jahren, durchschnittlich bei 27,8 Jahren. Der Eingriff wurde vorgenommen bei 44 Patienten mit therapieresistenter Spondylolisthesis und bei 4 Patienten mit instabilitätsbedingtem Lumbovertebralsyndrom bei Status nach Hemilaminektomie. Die häufigste Lokalisation der Operation war L5/S1 bei 41 Patienten, L4/5 bei 7 Patienten, auf mehreren Etagen bei 4 Patienten. Schweregrad der Olisthesis: bis 25% bei 21 Patienten, 25–50% bei 18 Patienten und über 50% bei 9 Patienten (Tab.12).

IV.4.3. Operationsmethode

Für den vorderen Zugang wählen wir ein ausschließlich retroperitoneales Operationsverfahren. Die Segmente L3 bis S1 können mühelos durch einen typischen paramedianen Zugang durch stumpfes Abschieben des Peritonaeums und des Plexus präsacralis erreicht werden: Nach Längsspaltung der Fascia des M. rectus abdominis links erreicht man die hintere Rektusscheide links, die knapp medial ihrem Ansatz an der Bauchwand längs nach proximal je nach der Operationshöhe gespalten werden soll. Nach eventueller Ligatur der Plica umbilicalis kann das Peritonaeum nach medial und kranial mühelos abgeschoben werden. Einbringen eines Abdomenspreizers. Man erkennt nun das Peritonaeum medial der Arteria iliaca links, wobei sich bei fast allen Fällen die Bifurkation der Vena iliaca oberhalb des interkorporellen Raumes L5/S1 befindet.

Die Anwendung eines Operationsmikroskopes ist bei der Präparation im Bereich des Plexus präsacralis vorteilhaft. Damit können wir unter Sicht den Plexus präsacralis schonend und stumpf abschieben (Abb. 48, 49, 50 3. 46/47). Die Arteria und Vena sacralis media müssen oftmals ligiert werden; um eine unnötige weitere Schädigung in der Umgebung zu vermeiden, soll hier auf keinen Fall ein elektrischer Kauter benutzt werden.

Intraoperative Korrektur:

Seit 1979 benützen wir ein spezielles Instrumentarium, mit dem wir einen besseren intraoperativen Korrektureffekt erzielen können (Abb. 51). Der interkorporelle Raum wird durch diese Platzhalter mit verschiedenen Höhen (8, 10 bis 25 mm Höhe) sukzessive verbreitert und der nach vorne geglittene Lendenwirbelkörper wird durch Bolzen am Platzhalter nach dorsal geschoben. Während die intraoperative Korrektur durch einen gewöhnlichen Hohmannhaken und Gschwend-Spreizer durchschnittlich unter 50% des präoperativen Wir-

Tab. 12 Ventrale Spondylodese n = 52 (1976–1979)

Operations-bereich	Anzahl der Patienten	Olisthesis	Status n. Hemi-laminektomie	Status n. Spondylodese
L4–5	7	7	–	–
L5–S1	41	41	–	–
2 Etagen L4–5/L5–S1	3	0	3	–
3 Etagen L3–4/L4–5/L5–S1	1	0	1	–

belgleitens betrug, konnten wir mit diesem Instrumentarium die Olisthesis von über 30 bis 90% durchschnittlich auf 15% reponieren (intraoperativer Korrektureffekt betrug hier über 75%).

Fall: G.O., 1946, weiblich, P 273 013 (Abb. 52a–c). Wegen therapieresistenten Lumboischialgien, abwechselnd links und rechts, wurde auswärts 1973 eine Hemilaminoktomie L5/S1 bei Spondylolisthesis von 15% durchgeführt. Die Schmerzen konnten dadurch nur kurzfristig verbessert werden, so daß eine dorsale Spondylodese nach ALBEE 1974 ebenfalls auswärts durchgeführt werden mußte. Offenbar wurden dabei die Wirbelgelenke sowie die unterbrochene Interartikularportion L5 nicht genügend angefrischt, so daß diese Operation die eigentlich zu erwartende Pseudarthrose und ein progredientes Wirbelgleiten zur Folge hatte. Wegen weiterbestehender belastungsabhängiger Schmerzen im lumbosakralen Bereich mit Ausstrahlung abwechselnd in beide Beine ohne objektivierbare radikuläre Zeichen wurde eine ventrale Spondylodese extraperitoneal L5/S1 durchgeführt. Die Olisthesis konnte von ursprünglich 40% auf 10% reponiert werden (Abb. 52c). Die intraoperative Korrektur wird mit zwei Kortikospongiosaspänen aus dem Beckenkamm ohne spezielles Osteosynthesematerial fixiert.

IV.4.4. Postoperative Ruhigstellung

Der Operierte wird in einem präoperativ vorbereiteten Gipsbett ins Sandwichbett gelegt. Im Jahr 1976 bis Mitte 1978 wurden die Patienten zum Pflegen regelmäßig einmal pro Tag auf den Bauch gedreht und eine intensive anisometrische Gymnastik für die unteren Extremitäten zur Thromboseprophylaxe durchgeführt (Nachbehandlung I). Seit Ende 1978 halten wir mit der Drehung des Patienten und der Gymnastik der unteren Extremitäten äußerst zurück (Nachbehandlung II: Drehung 1–2mal wöchentlich, nur isometrische Gymnastik der unteren Extremitäten).

IV.4.5. Resultat

IV.4.5.1. Klinische Ergebnisse:

Das gesamte klinische Resultat wurde nach FRIBERG bewertet. Das klinische Ergebnis wurde bei 10 Patienten als sehr gut, bei 22 als gut, bei 11 als befriedigend und bei 5 als schlecht bezeichnet. Eine Korrelation zwischen Pseudarthrose und dem schlechten klinischen Resultat wurde nicht nachgewiesen. Die meisten Patienten (11) mit „schlech-

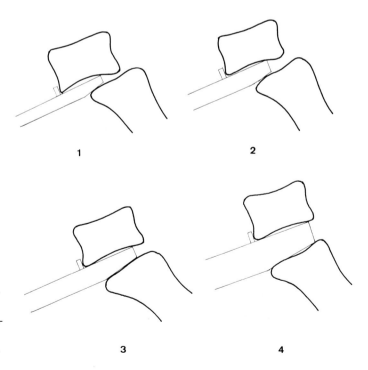

Abb. 51 Die intraoperative Korrektur wird nach Bandscheibenausräumung durch verschieden hohe spezielle Platzhalter erreicht (mit einer kleinen Bolze ist eine zusätzliche dorsale Verschiebung möglich).

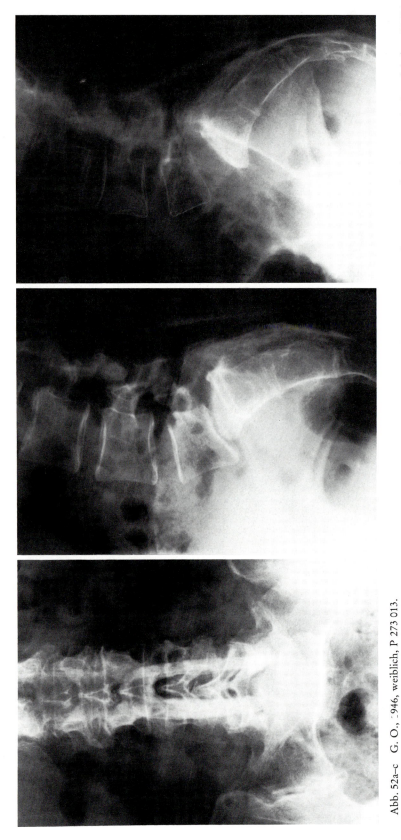

Abb. 52a–c   G. O., *946, weiblich, P 273 013.
Bei therapieresistenten Lumboischialgien infolge Pseudarthrose einer auswärts durchgeführten Spondylodese L3–S1 nach ALBEE wurde eine ventrale Spondylodese L5/S1 durchgeführt. Das präoperative Wirbelgleiten von über 40% (a, b) ließ sich dabei auf 10% (c) korrigieren. Postoperativer Zustand der ventralen Spondylodese: gute Korrektur des Wirbelgleitens und gewaltige Verbreiterung des interkorporellen Raumes durch sukzessives Korrekturmanöver mit einem speziellen Instrumentarium.

tem" Resultat klagten über unerträgliche Beschwerden in den unteren Extremitäten, vor allem Fersen- oder Sprunggelenksbereich bei rasch zugenommenem postoperativem Wirbelgleiten. Dieses sowie instabile, eventuell vorstehende Späne des Zwischenwirbelraumes könnten nicht nur zu Reizsyndromen der Nervenwurzel, sondern auch der Bauchgefäße, eventuell im Zusammenhang mit dem Nervus sympathicus führen.

IV.4.5.2. Röntgenbefund:

a) Korrektur und ihr Verlust (Tab.13).
Die Röntgenkontrolle kurz nach der Operation (höchstens ein Tag später) zeigt, daß der Schweregrad der Olisthesis durchschnittlich um ca. 60% korrigiert werden konnte. Die routinemäßige Röntgenkontrolle 6–8 Wochen postoperativ zeigte bei 18 Fällen schon ein erneutes Wirbelgleiten mit reaktiven sklerotischen Veränderungen der Späne. Bei Entfernung des Gipskorsettes (durchschnittlich 12 Wochen postoperativ) wurde bei 24 Fällen ein weiteres Wirbelgleiten festgestellt. Eine postoperative Bandscheibenverschmälerung beobachteten wir bei 27 Patienten. Jedoch überschritt das postoperative Wirbelgleiten nie das präoperative. Eine ventrale Protrusion der Späne wurde bei 8 Fällen beobachtet. Die Korrelation zwischen den dünnen Spänen und der hohen Wiederzunahme des Wirbelgleitens bzw. Pseudarthrose war eindeutig. Ein rasches postoperatives Wirbelgleiten wurde bei Patienten mit Nachbehandlung II nie beobachtet.

b) Pseudarthrose
Wenn der Durchbau ein Jahr postoperativ noch nicht vollständig ist, bezeichnen wir dies als Pseudarthrose. Bei 4 von 5 Patienten ohne Olisthesis war die Spondylodese durchgebaut. Bei einer Patientin war eine Pseudarthrose zu beobachten, bei der die dritte Etage zu spondylodesieren versucht wurde. Bei 12 von allen Patienten mit Olisthesis wurde die Pseudarthrose eindeutig auf der Funktionsaufnahme nachgewiesen, bei den 27 restlichen Patienten wurde der Durchbau beobachtet. Trotz der kleineren Anzahl der Patienten mit Nachbehandlung II (8) beobachtete man bei ihnen schon durchschnittlich 5,5 Monate nach der Operation (alle hatten Olisthesis) einen schönen Durchbau. Hingegen wurde bei nur 22 von 34 Patienten (ca. 64,7%) mit Nachbehandlung I ein Durchbau nachgewiesen. Der Zeitraum bis zum vollkommenen Durchbau betrug in dieser Gruppe durchschnittlich 8,3 Monate (Tab. 14).

c) Fälle
1. O.M., 1951, weiblich, P 256 867. Bei der Patientin handelt es sich um eine Pseudarthrose der dorsalen Spondylodese von 1976 bei Spondylolisthesis L5 von über 30%. Im Oktober 1977 wurde eine ventrale Spondylodese L5–S1 durchgeführt. Der Korrektureffekt war fast 90%. Die sehr vorsichtige Liegekur dauerte acht Wochen (Nachbehandlung II). Vier Monate postoperativ läßt sich radiologisch ein guter Durchbau nachweisen. Kein postoperatives Wirbelgleiten oder Zusammensintern ist zu beobachten (Abb. 53).

2. K.E., 1923, weiblich, P 264 570. Bei dieser Patientin wurde im August 1978 bei progredienter schmerzhafter Spondylolisthesis L4 von 30% eine ventrale Spondylodese L4/5 durchgeführt. Das Wirbelgleiten wurde bis auf 10% korrigiert. Die Nachbehandlung II folgte dem Eingriff. 5 Monate postoperativ ist ein guter Durchbau mit unverändertem Repositionseffekt beobachtbar (Abb. 54).

3. W.R., 1926, männlich, P 260 015. Im März 1978 wurde bei diesem Patienten mit therapieresistenter Spondylolisthesis L4 von 30% eine ventrale Spondylodese durchgeführt. Der Repositionsef-

Tab. 13 Ventrale Spondylodese n = 52 (1976–1979).

Operationsbereich	Korrektureffekt	Pseudarthrose	Reop.	postop. Wirbelgleiten	postop. Bandscheibenverschm.	gute/befriedig. klin. Resultate
L4–5	7	3	1	5	5	5
L5–S1	41	10	1	19	22	31
2 Etagen L4–5/L5–S1	0	0	0	0	0	2
3 Etagen L3–4/L4–5/L5–S1	0	1	1	0	0	0

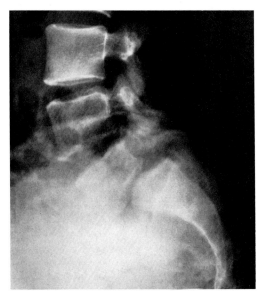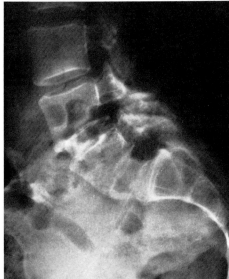

Abb. 53a/b   O. M., 1951, weiblich, P 256 867. Wegen Pseudarthrose der dorsalen Spondylodese L4 S1 bei Spondylolisthesis L5 von 35%(a) wurde 1977 eine ventrale Spondylodese L5-S1 durchgeführt. Nachbehandlung II.
Vier Monate postoperativ läßt sich eine gute ossäre Konsolidation mit schöner Korrektur der Olisthesis nachweisen.

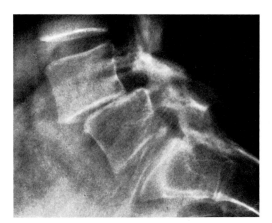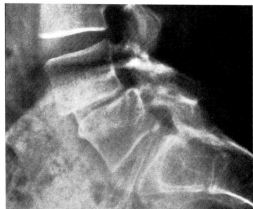

Abb. 54a/b   K. E., 1923, weiblich, P 264 570. Bei progredienter Spondylolisthesis L4 von 30% wurde 1978 eine ventrale Spondylodese L4-5 durchgeführt. Fünf Monate postoperativ läßt sich der Durchbau des interkorporellen Raumes mit leichtem Korrektureffekt der Olisthesis nachweisen (Nachbehandlung II).

fekt war ca. 100%. Postoperativ gab der Patient während 2-3 Wochen Lumbalgien bei jeder täglichen Drehung im Sandwichbett an (Nachbehandlung I). Es wurde isometrische Rückengymnastik und physikalische Thromboseprophylaxe vorgenommen. Nach Entfernung des Gipskorsettes 14 Wochen postoperativ traten wieder Lumbalgien auf. Die Röntgenkontrolle 12 Monate postoperativ zeigte eine Pseudarthrose ohne nennenswerte Zunahme des Wirbelgleitens (Abb. 55, 56).

4. K.K., 1964, weiblich, P 263 224. Das progrediente Wirbelgleiten L5 von 50% wurde bei diesem 14jährigen Mädchen durch eine ventrale Spondylodese gut korrigiert (Abb. 57). Dank der genügenden Spondylodesefläche und Spanhöhe sowie ausreichender Ruhigstellung nach Nachbehandlung II ist die ossäre Konsolidation ohne Korrekturverlust vier Monate postoperativ zu beobachten.

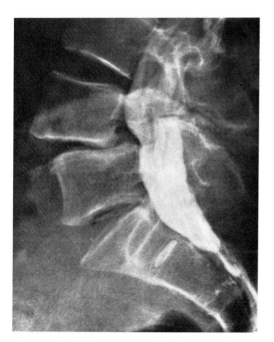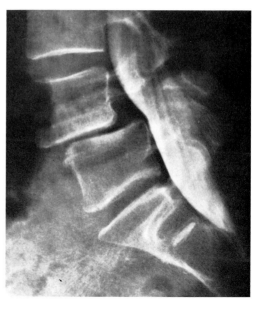

Abb. 55a/b W. R., 1926, männlich, P 260 015. Die präoperative Myelographie zeigt eine instabile Spondylolisthesis L4 von 30%. Es wurde 1978 eine ventrale Spondylodese L4–5 durchgeführt. Die angegebenen Schmerzen waren anfänglich vollkommen verschwunden, jedoch nahmen sie seit Entfernung des Gipses wieder zu.

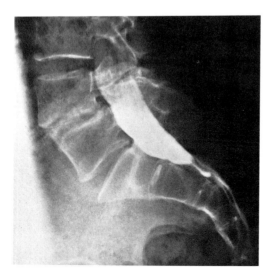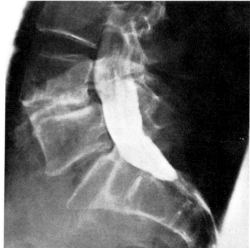

Abb. 56a/b Bei der Röntgenkontrolle ein Jahr postoperativ erkennt man die Mobilität zwischen Lendenwirbelkörper 4 und den Spänen. Nachbehandlung I.

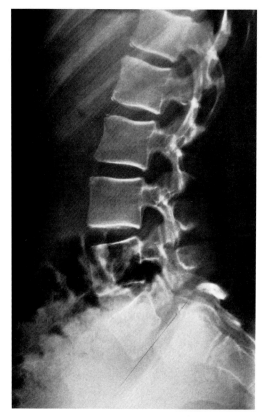 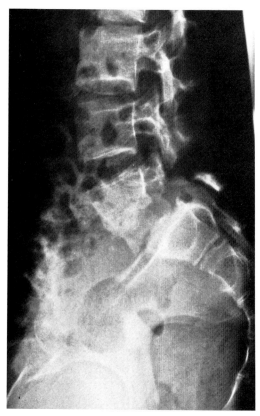

Abb. 57a/b K. K., 1964, weiblich, P 263 224. Die Spondylolisthesis L5 von 50% konnte auf 20% reponiert werden. Die Korrektur wurde durch die kräftigen Kortikospongiosaspäne gut gehalten. Das rechte Bild zeigt einen guten Durchbau vier Monate postoperativ.

Tab. 14 Ventrale Spondylodese bei Spondylolisthesis.

	Patienten	postop. Wirbelgleiten	postop. Bandscheibenverschmälerung	Durchbau	∅ Zeit bis zu vollständigem Durchbau
Nachbehandlung I	34 (∅ Alter 26,1 J.)	24	27	25	8,3 Monate
Nachbehandlung II	14 (∅ Alter 31,9 J.)	0	0	14	5,2 Monate

Nachbehandlung I: 6–8wöchige Liegekur mit täglicher Drehung des Patienten auf Bauchlage zum Pflegen und Physiotherapie für den Rücken und die unteren Extremitäten.
Nachbehandlung II: 8wöchige Liegekur mit einmaliger Drehung des Patienten pro Woche ohne intensive Physiotherapie.
Olisthesis n = 48 Postoperativer radiologischer Befund

IV.4.6. Diskussion

Folgende Faktoren können zur Pseudarthrose führen:
1. mangelhafte lokale Blutversorgung,
2. mechanisch ungünstiger Streß im Operationsbereich während des Heilungsprozesses (vor allem Rotation oder Scherkraft).

Folgende Bedingungen müssen erfüllt sein, damit eine Pseudarthrosebildung verhindert werden kann:
1. Die Späne müssen möglichst hoch sein, damit die Spondylodesestelle durch relativen Druck infolge der Spannung der Ligamente und Muskulatur genügend komprimiert wird.
2. Eine möglichst breite Kontaktfläche zwischen

5. Diskussion

den interkorporellen Flächen und den Spänen ist notwendig (die Fläche der Späne muß mindestens zwei Drittel der gesamten interkorporellen Fläche entsprechen) (OTANI 1965, STAUFFER 1972).

Jedoch, wie OTANI (1965) und ROLANDER (1966) in ihren biomechanischen Untersuchungen zeigten, ist die Stabilität der interkorporellen Spondylodese besser im Vergleich zu anderen. Dies bedeutet, daß der interkorporelle Raum mechanisch am meisten beansprucht wird, so daß der Durchbau hier schwieriger ist im Vergleich zur dorsalen oder dorsolateralen Spondylodese.

Wie wir im letzten Kapitel erwähnten, sind die verschiedenen dorsalen Spondylodesen in bezug auf den Durchbau, klinischen Resultaten und vor allem Korrekturmöglichkeiten problematisch. Dieser mechanische Faktor verursacht den hohen Prozentsatz der Pseudarthrose, vor allem bei früher Mobilisation.

Es muß hier noch betont werden, daß die mechanischen Bedingungen für den Durchbau bei reponierter Spondylolisthesis viel schlechter werden. Nach der Reposition wirkt sehr wahrscheinlich stets die größere Scher- und Kompressionskraft auf die reponierte und spondylodesierte Stelle. Häufig beobachtet man, daß die eingebauten Späne durch die Reposition und durch die notwendige Abtragung der Deck- und Grundplatte in die Tiefe des Wirbelkörpers hineingehen. Durch einen höheren Druck wird ein dünnerer Span zusammengedrückt und daraufhin resolviert. Hier spielt doch ein höherer Span als Platzhalter eine wichtige Rolle zur Vermeidung vom Verlust des Korrektureffektes. Bei guter Ruhigstellung kann doch ein Durchbau beobachtet werden (Abb. 54).

Für den Aufbau des Knochens durch Spongiosaplastik ist eine effektive Ruhigstellung von mindestens acht Wochen notwendig, d.h. die Bewegungen der Spondylodesestelle müssen möglichst rasch zuerst mit Narbengewebe verhindert werden, während der Patient im Gipsbett einigermaßen ruhiggestellt ist (Abb. 58).

Bei 18 von 48 Patienten wurde ein Wiederabrutschen des Gleitwirbels schon während der Liegekur beobachtet. Hier dürften Gewicht oder Statur des Patienten keinen Einfluß auf das Abrutschen haben, sondern die wiederholte Rotation der Lendenwirbelsäule spielt hier eine wesentliche Rolle. Die täglich durchgeführte Drehung des Patienten und die anisometrische Stoffwechselgymnastik der unteren Extremitäten (Nachbehandlung I) begünstigen den Verlust der Reposition im Vergleich zu den Resultaten bei Nachbehandlung II (Tab. 14).

Die Korrektur der Olisthesis ist häufig bei nicht echter Spondylolyse, d. h. der Elongation der Interartikularportion, erschwert, da der dorsale Anteil mit der gesamten Muskulatur und dem Ligament durch die ossäre Verbindung der Interartikularportion die Korrektur des Gleitwirbelkörpers verhindert.

Die präoperativ angegebenen ischialgieformen Beschwerden ohne objektivierbare radikuläre Zeichen konnten häufig durch die schöne Korrektur behoben werden. Diese traten jedoch bei der postoperativen Wiederzunahme des Wirbelgleitens erneut auf. Entscheidend zum Erreichen eines guten klinischen Resultates ist, daß die durch die Operation erreichte Korrektur durch die Stabilisation erhalten bleibt.

Die Versuche mit primärer Stabilisation mit verschiedenen Osteosynthesematerialien wurden in den letzten Jahren veröffentlicht (LOUIS 1978). Rein mechanisch gesehen ist jedoch die ventrale Spondylodese mit Osteosynthesematerial wegen der enormen Belastung auf den Wirbeln heutzutage eher noch übungsstabil.

Mechanisch gesehen gibt es drei funktionelle Anteile in den spondylodesierten Segmenten: von ventral nach dorsal, interkorporell, dorsolateral und dorsal. Je nach Verlagerung der Schwerlinie ist die Belastung dieser Anteile unterschiedlich. Der

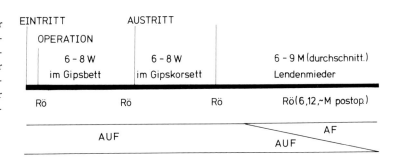

Abb. 58 Hausschema der Nachbehandlung der Spondylodese bei einer Spondylolisthesis. Eine Immobilität der Spondylodesestelle von mindestens 8–12 Wochen ist für den Durchbau der Spongiosaplastik notwendig.
AF (arbeitsfähig)
AUF (arbeitsunfähig)

dorsale Anteil wird auf Grund der mechanisch ungünstigen Lokalisation zur Schwerlinie durch das stärkere Biegemoment vorwiegend belastet. Der mechanisch fast widerstandslose Bandscheibenraum kann dabei praktisch keine Belastungskraft übertragen auf Grund des Steifigkeitsunterschiedes zwischen dorsaler Spondylodesestelle und Bandscheibe.

Dieser Faktor führt entweder zur gezwungenen Haltungsänderung, und zwar Verlagerung der Schwerlinie auf den dorsalen Anteil im Sinne einer Entlastung der Spondylodesestelle, oder zur Überbeanspruchung und eventuellen Ermüdungsfraktur der Spondylodesestelle.

Hingegen ist der durchgebaute interkorporelle Raum dank der sehr günstigen Form und näheren Lokalisation zur Schwerlinie als annähernd physiologisch zu betrachten. Wegen der im lumbosakralen Bereich vorhandenen Scherkraft ist jedoch die Möglichkeit zum Durchbau des interkorporellen Raumes nur durch strengste Ruhigstellung erreichbar.

Bekanntlich ermöglichen die Lokalisation und anatomischen Verhältnisse der dorsolateralen Spondylodese einen gesicherten Durchbau; nur die Möglichkeit zur Reposition ist allein bei diesem Eingriff nicht gegeben.

IV.5. Operationsindikation

Vor über 40 Jahren wurden die Patienten mit Spondylolisthesis präoperativ orientiert, daß eine Spondylodese angezeigt ist, um eine Zunahme der bestehenden Beschwerden zu verhindern, d.h., die Patienten mußten von einem Operationserfolg sprechen, wenn die Schmerzen postoperativ nicht vermehrt auftraten. Diese psychologische Vorbereitung der Patienten könnte gerade eine von mehreren Erklärungen für das bessere klinische Resultat bei der dorsalen Spondylodese nach ALBEE (über 80% aller operierten wurden als gut bezeichnet) trotz schlechterer Durchbaurate oder vermehrtem postoperativem Wirbelgleiten usw. sein. Heute muß ein operativer Eingriff die Linderung der Beschwerden und Verbesserung der Belastbarkeit der Wirbelsäule erzielen. Dafür müssen wir zuerst die Ursachen der schlechten Ergebnisse der Operationen analysieren. Welche Faktoren liegen den schlechten Resultaten zugrunde?

Vermutlich

1. Pseudarthrose und postoperative Zunahme des Wirbelgleitens (Abb. 42);

2. Überbeanspruchung des Segmentes oberhalb der Spondylodese (Abb. 59);

3. Überbeanspruchung der Spondylodesestelle, z.B. Ermüdungsfrakturen (Abb. 60);

4. Kompression des Duralsackes oder der Nervenwurzel durch überschießende Knochenanlagerung im Spondylodesebezirk;

5. Falsche Operationsindikation oder schlechte Operationstechnik (Abb. 61);

6. Paramedizinische Probleme, eventuell im Zusammenhang mit sozialen, psychologischen, familiären oder beruflichen Problemen.

Diese Faktoren könnten durch Verbesserung der präoperativen Untersuchungen, strenge Operationsindikation, geeignete Schonungsmaßnahmen der Wirbelsäule (beruflich und in der Freizeit), Verbesserung der Operationstechnik sowie Nachbehandlung, adäquate Durchführung der physikalischen Therapie oder Abgabe eines Behelfes in Zusammenarbeit mit der technischen Orthopädie behoben werden.

Aufgrund der klinischen Ergebnisse der verschiedenen operativen Eingriffe der letzten 50 Jahre suchten wir den richtigen Weg für ein ideales therapeutisches System zur Behandlung der Kreuzbeschwerden vor allem bei Spondylolisthesis. Dabei bleiben die bekannten Indikationen für einen operativen Eingriff bei Spondylolisthesis unverändert dieselben:

1. Persistierende Beschwerden trotz aller konservativer Maßnahmen;

2. Progredientes Wirbelgleiten;

3. Auftreten neurologischer Symptome.

Als präoperative Routine-Untersuchungen sind folgende Verordnungen wichtig (Abb. 62): Klinische Untersuchung (orthopädisch, neurologisch, rheumatologisch usw.), radiologische Untersuchung der Lendenwirbelsäule ap, seitlich, schräg, eventuell Funktionsaufnahme oder Tomographie, Anlegen eines probatorischen Gipskorsettes, Laboruntersuchung, eventuell Szintigraphie. Bei positiver neurologischer Symptomatik müssen eine Myelographie mit Liquoruntersuchung und ein Elektromyogramm zusätzlich durchgeführt werden. Die Diskographie ist ab und zu eine nützliche Untersuchung zum Entdecken einer Diskushernie in der Olisthesishöhe, welche auf der Myelographie wegen des weiten Abstandes des Duralsackes von der Bandscheibe L5 nicht zur Darstellung kommt (Abb. 63, 64, 65).

Die Langzeitresultate der dorsalen Spondylodese (s. S. 51) sowie kurzzeitige Untersuchungser-

5. Operationsindikation

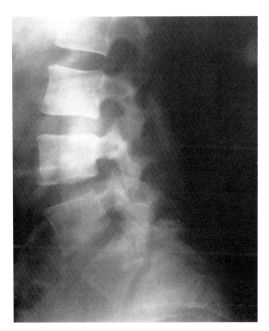
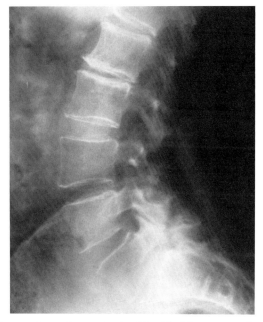

Abb. 59a/b T. H., 1905, weiblich, 63 281. Eine Spondylodese L2–S1 wurde 1947 durchgeführt. Ein Jahr postoperativ war der interkorporelle Raum noch intakt (a), welcher über 30 Jahre postoperativ praktisch verknöchert ist. Ein zunehmendes Überlastungszeichen L1/L2 (b) ist erkennbar.

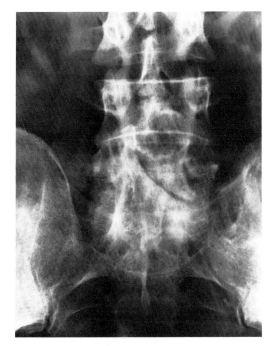
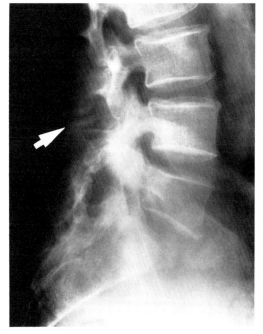

Abb. 60a/b S. G., 1929, männlich, P 146 217. Die Abbildung zeigt eine schräg verlaufende Ermüdungsfraktur (a) der dorsalen Spondylodese L4–S1 bei erneuter Zunahme der Beschwerden. Die seitliche Aufnahme der LWS (b) zeigt eine vermehrte Sklerosierung zwischen der kranialsten Stelle der Spondylodese und Dornfortsatz L3, dessen Bewegungsumfang wegen der Kompensation infolge der Spondylodese größer als präoperativ sein muß.

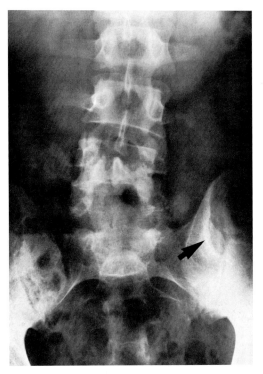

Abb. 61 Z. W., 1953, männlich, P 262 256. Hier bestehen Restbeschwerden bei Status nach dorsaler Spondylodese L4–S1 (Spondylolisthesis L5 von 15%). Die Funktionsaufnahme sowie Tomographie zeigt keine vermehrte Bewegung des versteiften Segmentes infolge einer Pseudarthrose. Hier sind die Beschwerden wahrscheinlich zum großen Teil auf das traumatisierte Iliosakralgelenk links bei Spongiosaentnahme zurückzuführen.

gebnisse der ventralen Spondylodese (s. S. 59) lassen folgende prinzipielle Wahlmöglichkeiten der operativen Eingriffe offen, je nach klinischer Symptomatik sowie Grad des Wirbelgleitens (Tab.15).

IV.5.1. Spondylolisthesis mit neurologischer Symptomatik

Bei radikulärer oder Cauda equina-Symptomatik ist eine Revision der Nervenwurzel sowie des Duralsackes angezeigt. Je nach dem Grad des Wirbelgleitens soll bei unter 50jährigen eine dorsale und/oder dorsolaterale, wenn die Bandscheibe ausgeräumt werden muß, zusätzlich eine interkorporelle Spondylodese vorgenommen werden (Abb. 66a, b, 67). Dabei ist ein präoperativer Korrekturversuch durch verschiedene Extensionen von Vorteil, wenn das Wirbelgleiten mehr als 70% beträgt. Als Variante kann eine intraoperative Korrektur durch eine ventrale Spondylodese in gleicher Sitzung erzielt werden.

IV.5.2. Spondylolisthesis ohne neurologische Symptomatik

Bei fehlenden neurologischen Zeichen ist die Wahl des Operationsverfahrens vom Grad der Olisthesis abhängig: Bei einem Wirbelgleiten von

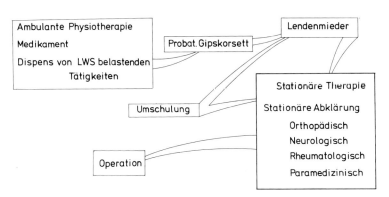

Abb. 62 Grundsätzlicher Therapieplan der Spondylolisthesis. Die Tatsache, daß ca. 90% aller Spondylolisthesispatienten beschwerdefrei sind und daß die Beschwerden vor allem durch die Dekompensation der Wirbelsäule verursacht werden, muß dabei immer berücksichtigt werden. Bei therapieresistenten Beschwerden sind verschiedene weitere Untersuchungen (rheumatologisch, neurologisch, Myelographie, Elektromyographie, ev. Szintigraphie, Diskographie, paramedizinisch) je nach dem klinischen Krankheitsbild unentbehrlich.

5. Operationsindikation

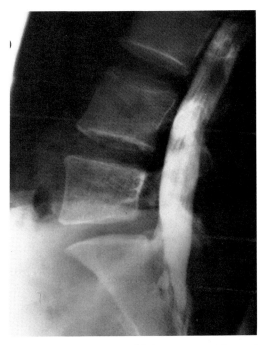
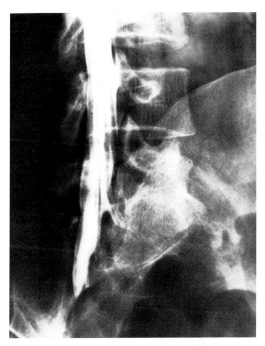

Abb. 63 M. M., 1956, weiblich, P 262 072. Wegen akuter heftiger Lumboischialgien rechts wurde eine lumbale Myelographie vorgenommen, die weder eine Impression des Duralsackes noch eine Amputation der Nervenwurzel zeigte.

0–25% ist im Prinzip eine dorsale, eventuell kombiniert mit dorsolateraler Spondylodese angezeigt. Wenn sich aber eine Olisthesis oder Lyse auf Höhe L4 oder noch kranialer lokalisiert, ist eine ventrale Spondylodese günstiger. Der Grund dafür ist, daß bei Olisthesis L4 eine dorsale Spondylodese mindestens von L3 bis L5 durchgeführt werden müßte. Dabei kann das freibelassene Segment L5/S1 häufig Anlaß erneuter Beschwerden sein. Bei Spondylodese L3–S1 wäre aber die Pseudarthroserate erheblich vergrößert (mehr als 50%). Bei einer Olisthesis von über 25 bis 70% ist eine ventrale Spondylodese mit intraoperativer Korrektur sehr vorteilhaft. Die bekannte Komplikation – eine retrograde Ejakulation infolge wahrscheinlicher Verletzung des Plexus präsacralis – konnte bis jetzt in unserem Krankengut immer durch schonende Präparation in diesem Bereich vermieden werden.

Wir benutzen jedoch seit 1979 beim Präparieren des präsakralen Bereichs regelmäßig das Operationsmikroskop, unter dem der Plexus besonders schonend zur Seite abgeschoben werden kann (Abb. 48, 49, 50). Eine Olisthesis von über 70% soll durch konservative Maßnahmen präoperativ reponiert werden. Wenn dies auch nur teilweise gelingt, so werden damit doch die mechani-

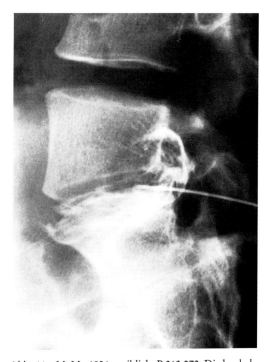

Abb. 64 M. M., 1956, weiblich, P 262 072. Die lumbale Diskographie L5/S1 zeigt jedoch ein sehr großes lateral liegendes Diskusluxat mit entsprechender Bandscheibendegeneration L5 (siehe Abb. 63).

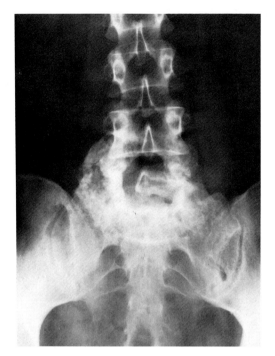 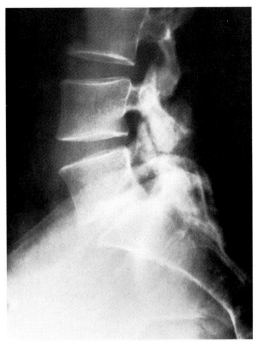

Abb. 65   M. M., 1956, weiblich, P 262 072. Bei positivem Diskographie-Befund (Abb. 64) wurde eine Wirbelbogenresektion L5, eine Luxatentfernung sowie eine dorsale, dorsolaterale und interkorporelle Spondylodese L5/S1 durchgeführt. Die Abbildung zeigt eine komplette ossäre Konsolidation des interkorporellen Raumes sowie der dorsalen und dorsolateralen Spondylodesestelle.

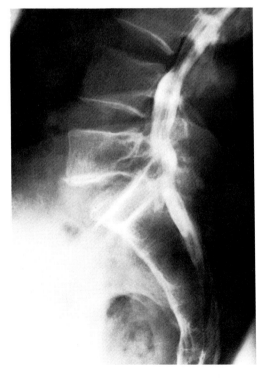

Abb. 66a   P. D., 1941, männlich, P 266 240. Seltene Kombination der Spondylolisthesis mit einem relativ engen Spinalkanal. Bei diesem 38jährigen Patienten mit rechtsseitigen radikulären Zeichen S1 ließ sich myelographisch eine große mediolaterale Diskushernie L5/S1 nachweisen. Das Bild zeigt eine deutliche Impression des Duralsackes durch den Prolaps der 5. lumbalen Bandscheibe, einen relativ engen sagittalen Durchmesser des Duralsackes und eine instabile Spondylolisthesis L5 von 25%.

Abb. 67a/b   P. D., 1941, männlich, P 266 240. Der ▷ intraoperative Befund entsprach dem myelographischen. Es wurde eine Wirbelbogenentfernung (L5), Herniotomie L5 sowie eine interkorporelle Spondylodese L5/S1 und dorsale und dorsolaterale Spondylodese L4–S1 durchgeführt. Das Bild zeigt den Durchbau der Spondylodesestelle vier Monate postoperativ. Jetzt, acht Monate postoperativ, ist der Patient vollständig beschwerdefrei.

Tab. 15 Die Wahl der Operationsmethode bei einer Spondylolisthesis ist grundsätzlich vom Ausmaß des Wirbelgleitens und positiven radikulären Zeichen abhängig. Bei einer dorsalen Spondylodese ist der nach ventral geglittene Wirbelkörper nur durch Fixation zwischen dem darunter- und darüberliegenden Segment (nicht betroffene Segmente) stabil. Die Operationstechnik und Nachbehandlung ist bei einer ventralen Spondylodese aufwendiger als bei der dorsalen.

Grad	Ohne rad. Zeichen	mit rad. Zeichen
0–25%	dorsale Spondylodese	Bogenresektion, Wurzelrevision und Spondylodese (dorsal, dorsolateral und interkorporell) evtl. Harrington
25–75%	ventrale Spondylodese mit intraop. Korrektur	
über 75%	Spondylodese, evtl. mit prä- und intraop. Korrektur	

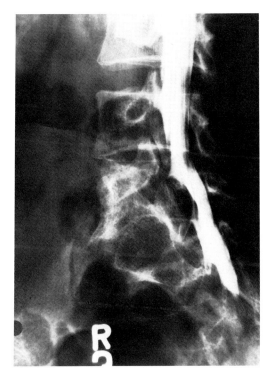

Abb. 66b P. D., 1941, männlich, P 266 240. Eine Schrägaufnahme der Myelographie zeigt eine Wurzelamputation S1 rechts und eine Spaltung der Interartikularportion L5 rechts.

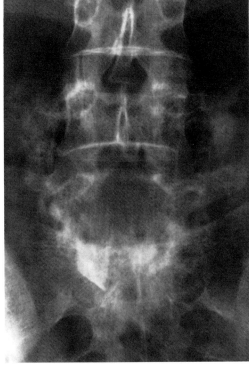

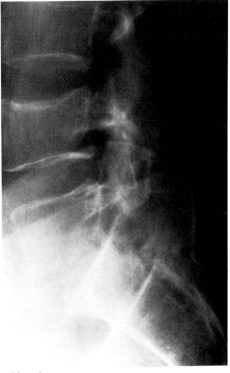

Abb. 67a Abb. 67b

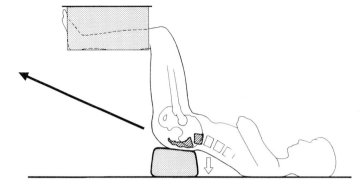

Abb. 68 Präoperative Extension. Das Becken wird durch eine Längsextension nach distal und durch Hochlagerung beider Unterschenkel nach ventral gezogen. Bei Kindern und Jugendlichen läßt sich eine progrediente Spondylolisthesis innerhalb kurzer Zeit gut korrigieren.

Abb. 69a–c B. C., 1967, weiblich, P 242 446. Bei diesem 12jährigen Mädchen handelt es sich um eine schmerzhafte Spondylolisthesis von über 85% mit einer „Spondyloptose-Komponente" (a). Klinisch war keine neurologische Symptomatik nachweisbar. Die präoperative Extension für zwei Wochen in kyphosierter Lagerung brachte eine ordentliche Korrektur auf 70% (b).
Abb. 69 Bei der ventralen Spondylodese ließ sich die Spondylolisthesis gut auf 25% korrigieren (c).

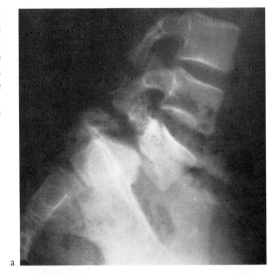

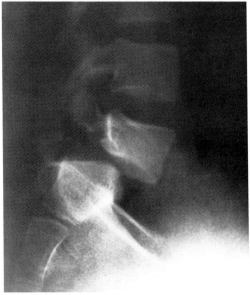

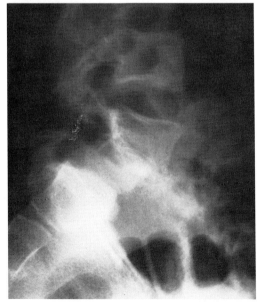

schen Voraussetzungen für den Operationsablauf und -erfolg wesentlich verbessert.

Besonders bei Kindern und Jugendlichen gelingt die Reposition bereits durch eine kurzzeitige Beckenextension in einem speziellen Becken-Bein-Gestell (Abb. 68).

Fall: B.C., 1967, weiblich, P 272 446

Es handelt sich bei diesem 12jährigen Mädchen um eine schmerzhafte Spondylolisthesis mit einem Wirbelgleiten von über 80%, einer zusätzlichen kaudalen Rotation (Ptose) und einer typischen mechanisch ungünstigen Trapezoidform des Sakrums. Allein durch eine zweiwöchige Extension, in der das Becken nach distal und ventral gezogen wurde, ließ sich die Spondylolisthesis auf 60% korrigieren. Durch die intraoperative Korrektur besteht zur Zeit nur noch ein 20%iges Wirbelgleiten (Abb. 69a, b, c).

V. Radiologische Untersuchungen

V.1. Einleitung

Außer den Röntgenverlaufsbildern, deren Ergebnisse im Kapitel der klinischen Untersuchung beschrieben sind, wurde der morphologische Befund von Spondylolyse und Spondylolisthesis und normaler Lendenwirbelsäule radiologisch abgeklärt. Vor allem ist der lumbosakrale Abschnitt wegen der am meisten vorkommenden Entwicklungsvariante morphologisch sehr vielseitig. Hier kommen häufig Spina bifida, Bogenspalte, lumbosakrale Übergangsstörung oder Bogendysplasie vor, welche mechanisch auf die Stabilität im tiefen lumbalen Bereich mehr oder weniger einen Einfluß haben.

Die flach bleibenden und häufig asymmetrisch stehenden Gelenkfortsätze im lumbosakralen Abschnitt oder die Strukturen der Interartikularportion und Bogenwurzel sind die Faktoren, die auch im Zusammenhang mit der Stabilität stehen. Ferner wird der Wirbelkanal der gesamten Lendenwirbelsäule auch sagittal und frontal gemessen, um zu beobachten, ob er bei Lyse oder Olisthesis anders als bei normaler Lendenwirbelsäule ist.

Die gesamte radiologische Untersuchung wird zu folgendem Zweck durchgeführt: Es wird versucht, die radiologisch unfaßbaren morphologischen Unterschiede der gesamten Lendenwirbelsäule bei Patienten mit und ohne Spondylolisthesis bzw. Spondylolyse digital darzustellen.

V.2. Material

Bei insgesamt 600 Patienten (300 Patienten mit Spondylolisthesis und/oder Spondylolyse und 300 Patienten ohne Spondylolyse oder Spondylolisthesis, aber meistens mit Kreuzbeschwerden) werden radiologische Untersuchungen durchgeführt. Patienten mit nicht klar für die Messung dargestellten Röntgenbildern sind hier nicht inbegriffen.

Die schwere Spondylolisthesis zeigte bei manchen Patienten sehr unklare radiologische Konturen der dorsalen Komponente der Olisthesis-Etage wegen Überprojektion, so daß die Olisthesis von über 50% hier auch nicht miteinbezogen werden konnte.

Die Röntgenbilder der Lendenwirbelsäule ap, seitlich und schräg beidseits wurden im Stehen mit einer Focus-Film-Distanz von 1,5 m aufgenommen, zentriert auf den Lendenwirbelkörper 4.

V.3. Methode

ap-Aufnahme (Abb. 70):
Frontaler Durchmesser des Wirbelkanals: Der kürzeste Abstand zwischen den inneren Rändern beider Bogenwurzeln wird von L1 bis S1 gemessen.

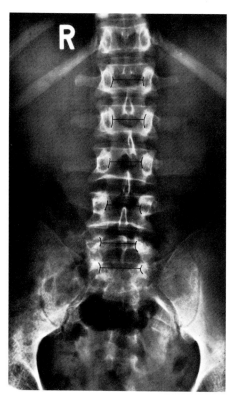

Abb. 70 Frontaler Durchmesser des Wirbelkanals: kürzester Abstand zwischen beiden medialen Rändern der Bogenwurzel.

Seitliche Aufnahme (Abb. 71):

Auf der seitlichen Aufnahme messen wir den Winkel α 1/2/3 (Winkel zwischen der Achse des kaudalen Gelenkfortsatzes L5 und Horizontallinie, Winkel der Gelenkfläche L3/4 und Horizontallinie). Der Winkel β 1/2/3 ist der Winkel der Neigung der Deckplatten S1 zur Horizontallinie, Winkel der Querachse des Lendenwirbelkörpers 4 zur Horizontallinie. Der Schweregrad der Spondylolisthesis wird nach TAILLARD (1957) in Prozenten gemessen. Der kürzeste sagittale Durchmesser des Wirbelkanals wird als Abstand zwischen dem dorsalen Rand des Wirbelkörpers und dem ventralen Rand des Dornfortsatzes in der gleichen Etage gemessen (Abb. 72). Der reproduzierte sagittale Durchmesser ist der Abstand zwischen dem inneren Rand des Dornfortsatzes und dem obersten Rand des Gleitwirbels, der zeichnerisch auf die Verlängerungslinie vom dorsalen Rand des kaudalen Wirbelkörpers zurückgelegt wird. Dieser Wert wäre der sagittale Durchmesser des Wirbelkanals Lendenwirbelkörper 5, wenn Lendenwirbelkörper 5 nicht geglitten wäre (Abb. 73).

Schrägaufnahme (Abb. 74):

Auf der Schrägaufnahme messen wir wie folgt: Die Länge des Gelenkfortsatzes (L), der kürzeste Durchmesser der Interartikularportion (I), die Neigung der Längsachse des gesamten Gelenkfortsatzes (Q) und der horizontale Abstand zwischen kranialer und kaudaler Gelenkfläche (N).

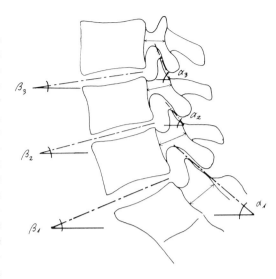

Abb. 71 Neigung des Spaltes des Wirbelgelenkes, bzw. der Gelenkfläche des kaudalen Gelenkfortsatzes zur horizontalen Ebene L5–S1, L4–5, L3–4 (α1, α2, α3). Neigung des interkorporellen Raumes zur horizontalen Ebene L5, L4, L3 (β1, β2, β3).

V.4. Resultat

V.4.1. Schweregrad und Lokalisation der Spondylolisthesis und/oder Spondylolyse

Die Lokalisation der Olisthesis/Lyse ist bei 259 Patienten meistens auf Höhe L5. Die restlichen Patienten (41) haben die Olisthesis und/oder Lyse auf Höhe L4.

Das Wirbelgleiten beträgt minimal 0%, maximal 50%. Anzahl der Patienten je nach Schweregrad der Olisthesis: 0% bzw. Spondylolyse 80, bis 5% 50, bis 10% 35, bis 30% 65, mehr als 30 bis 50% 30. Der durchschnittliche Schweregrad beträgt 12,8%.

V.4.2. Dysplasieindex (I/L)

Dieser Dysplasieindex wurde bei 300 Patienten ohne Spondylolyse oder Spondylolisthesis rechts

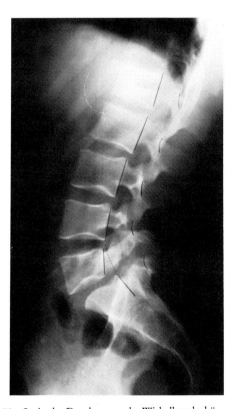

Abb. 72 Sagittaler Durchmesser des Wirbelkanals: kürzester Abstand zwischen dem dorsalen Rand des Wirbelkörpers und dem ventralen Rand des Dornfortsatzes.

und links und durchschnittlich berechnet. Auf Grund der ursprünglichen Bestimmung beträgt I/L bei Spondylolisthesis oder Spondylolyse immer 0. Der maximale Dysplasieindex ist 0,35 und der minimale 0,05, durchschnittlich 0,18 +/− 0,009.

V.4.3. Q − Neigung des Gelenkfortsatzes L5 auf der Schrägaufnahme (Q)

Diese Neigung beträgt bei Patienten ohne Spondylolisthesis und Spondylolyse maximal 90,0, minimal 78,0, durchschnittlich 85,0 +/− 3,5. Sie beträgt bei Spondylolyse oder Spondylolisthesis maximal 85,0, minimal 50,0, durchschnittlich 70,3 +/− 5,9.

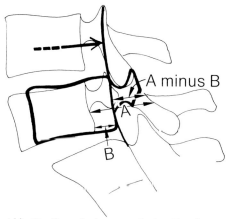

Abb. 73 Reproduzierter sagittaler Durchmesser bei Spondylolisthesis: Der sagittale Durchmesser der Olisthesisstelle (A) ist durch den Abstand des Gleitens (B) vermehrt. Der reproduzierte Durchmesser wäre die Differenz zwischen A und B.

V.4.4. Horizontalabstand zwischen der oberen und unteren Gelenkfläche von L5 (N)

Dieser wurde nur bei Patienten mit Spondylolisthesis oder Spondylolyse gemessen, da das kraniale Gelenk, und zwar L4/5 bei Olisthesis oder Lyse, auf der Schrägaufnahme oft nach ventral disloziert ist. Wenn das kraniale Gelenk nach ventral so disloziert ist, daß die Linie der unteren Gelenkfläche gerade in der oberen Gelenkfläche weiterläuft, beträgt der Abstand 0, und wenn das obere Wirbelgelenk L4/5 noch mehr nach ventral rutscht, wird der Abstand mit Minuszeichen bezeichnet. N beträgt maximal + 3,0 mm, minimal −12,0 mm, durchschnittlich −3,0 mm +/− 1,5.

V.4.5. α-Winkel (Abb. 75)

a) bei Spondylolisthesis und Spondylolyse: α1 beträgt 27,8° +/− 8,3°, α2 68,0° +/− 7,5° und α3 86,5° +/− 8,7°.

b) ohne Spondylolyse oder Spondylolisthesis: α1 beträgt 48,1° +/− 9,6°, α2 64,8° +/− 6,8° und α3 82,3° +/− 7,2°.

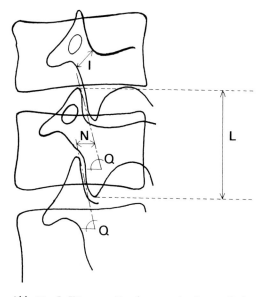

Abb. 74 I: Kürzester Durchmesser der Interartikularportion
L: Länge des Gelenkfortsatzes
Q: Neigung des Gelenkspaltes
N: Abstand zwischen dem oberen und unteren Gelenkspalt

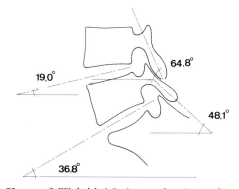

Abb. 75a α-, β-Winkel bei Patienten ohne Lyse oder Olisthesis.

4. Resultat

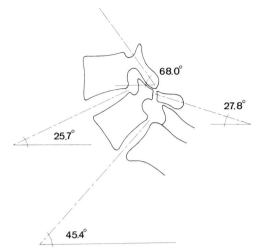

Abb. 75b α- und β-Winkel bei Lyse oder Olisthesis. Der interkorporelle Raum L5 ist steiler als sonst. Gelenkfortsatz L5 ist flacher.

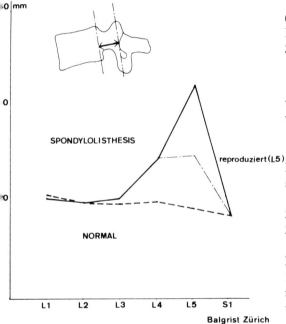

Abb. 76 Sagittaler Durchmesser des Wirbelkanals bei Spondylolisthesis/Spondylolyse und ohne Lyse oder Olisthesis. Die Verbreiterung des Wirbelkanals bei Lyse oder Olisthesis ist nicht nur in der betroffenen Stelle, sondern auch in einer höheren Etage beobachtbar.

V.4.6. β-Winkel (Abb. 75)

a) mit Spondylolyse oder Spondylolisthesis: β1 beträgt 45,4° +/− 8,3°, β2 25,7° +/− 6,5° und β3 6,3° +/− 4,2°.

b) ohne Spondylolyse oder Spondylolisthesis: β1 beträgt 36,8° +/− 7,7°, β2 19,0° +/− 6,3° und β3 2,6° +/− 3,2°.

V.4.7. Sagittaler Durchmesser des Wirbelkanals (Abb. 76)

a) ohne Olisthesis oder Lyse (300 Patienten): Der Durchmesser beträgt durchschnittlich auf Höhe L1 20,4 +/− 2,3 mm, L2 20,1 +/− 2,0 mm, L3 20,0 +/− 2,0 mm, L4 20,1 +/− 2,1 mm, L5 19,8 +/− 1,9 mm und S1 18,5 +/− 1,8 mm.

b) Spondylolisthesis und/oder Spondylolyse L5 (259 Patienten): Der durchschnittliche Durchmesser des Wirbelkanals ist bei L1 20,5 +/− 1,3 mm, L2 20,2 +/− 1,2 mm, L3 20,5 +/− 1,5 mm, L4 24,5 +/− 1,7 mm, L5 32,5 +/− 2,2 mm und S1 18,9 +/− 1,1 mm.

c) Spondylolisthesis und/oder Spondylolyse L4 (41 Patienten): Der durchschnittliche Wert ist bei L1 20,7 +/− 1,2 mm, L2 20,4 +/− 1,3 mm, L3 24,8 +/− 2,0 mm, L4 29,6 +/− 2,3 mm, L5 24,5 +/− 1,5 mm und S1 17,8 +/− 1,0 mm.

V.4.8. Transversaler Durchmesser des Wirbelkanals (Abb. 77)

a) ohne Olisthesis oder Lyse (300 Patienten): Der transversale Durchmesser beträgt durchschnittlich auf Höhe L1 25,0 +/− 3,2 mm, L2 25,4 +/− 2,9 mm, L3 26,0 +/− 3,1 mm, L4 27,1 +/− 2,5 mm, L5 29,4 +/− 2,8 mm und S1 35,3 +/− 3,1 mm.

b) Spondylolisthesis/Spondylolyse L5: Der Durchmesser ist durchschnittlich bei L1 25,8 +/− 1,9 mm, L2 26,0 +/− 1,9 mm, L3 26,8 +/− 2,0 mm, L4 29,0 +/− 2,8 mm, L5 32,1 +/− 5,1 mm und S1 37,6 +/− 5,9 mm.

c) Spondylolisthesis/Spondylolyse L4: Der durchschnittliche Wert ist bei L1 25,1 +/− 1,8 mm, L2 25,1 +/− 1,7 mm, L3 27,3 +/− 2,0 mm, L4 28,5 +/− 3,2 mm, L5 33,8 +/− 4,7 mm und S1 38,5 +/− 4,2 mm.

V.4.9. Reproduzierter sagittaler Durchmesser (Abb. 76)

a) Spondylolisthesis/Spondylolyse L5: Der durchschnittliche Wert beträgt 26,6 +/− 2,1 mm.

b) Spondylolisthesis/Spondylolyse L4: Der durchschnittliche Wert beträgt 24,5 +/− 2,3 mm.

V.5. Diskussion

Durch die anatomischen Untersuchungen der Lendenwirbelsäule stellte PUTTI 1910 fest, daß die Inklination der Wirbelgelenkfläche in oberen Lendenwirbelsäulen-Segmenten kleiner als in unteren Segmenten ist. Der Inklinationswinkel der Gelenkfläche in der oberen Lendenwirbelsäule beträgt 20–30°, in L5 40–50°. JUNGHANNS wies 1933 darauf hin, daß die Gelenkfortsätze der lumbosakralen Segmente bei Spondylolisthesis häufig sehr flach liegen. Er berichtete 1959 über den lumbosakralen Winkel – Winkel zwischen Axialachse des Wirbelkörpers L5 und S1 –, der normal durchschnittlich 143°, bei Spondylolisthesis um 10° größer ist. Diese Röntgenbilder wurden im Stehen vorgenommen.

ROSENBURG versuchte 1975 diesen lumbosakralen Winkel bei degenerativer Spondylolisthesis, Spondylolisthesis und normalem Befund zu unterscheiden, wobei signifikante Unterschiede zwischen diesen dreien festgestellt werden konnten. Der Winkel bei degenerativer Spondylolisthesis ist am größten mit einem Durchschnitt von 145°, bei normalem Befund 130° und Spondylolisthesis weniger als 130°. WILTSE berichtete 1962, daß der Sakralwinkel bei Kindern ohne oder mit Dysplasie der Interartikularportion praktisch gleich ist und daß der Winkel bei Erwachsenen ohne Olisthesis 40 bis 44° und bei Olisthesis L5 48,5 bis 52° beträgt. Der wesentliche Unterschied seiner Untersuchungsergebnisse gegenüber denen von JUNGHANNS ist, daß die Röntgenkontrolle bei WILTSE im Liegen gemacht wurde.

Es ist ohne weiteres anzunehmen, daß der Sakralwinkel im Liegen etwas anders gemessen wird als im Stehen, da die Lendenwirbelsäule im Liegen gerade nicht physiologisch belastet ist. 1976 wurde von LOWE ein signifikanter Unterschied der Olisthesis im Liegen und Stehen radiologisch beschrieben. Die seitliche Lendenwirbelsäulen-Röntgenaufnahme wurde bei 50 Patienten mit Olisthesis vorgenommen, wobei eine klare Zunahme der Olisthesis bei 13 Patienten im Stehen festgestellt wurde. REGAN und HILLMAN empfahlen 1954, die Röntgenkontrolle der Lendenwirbelsäule im Stehen aufzunehmen. Die größere Häufigkeit der flachliegenden Gelenkfortsätze bei Spondylolisthesis, was JUNGHANNS 1933 beschrieb, wurde 1963 von NEWMAN und STONE weiter untersucht.

Die 75 Röntgenbilder der seitlichen Lendenwirbelsäule wurden bei 45 Patienten mit Spondylolisthesis erstellt, wobei der Wirbelbogenwinkel – der Winkel zwischen der Querachse des Wirbelkörpers und der Mittellinie zwischen kranialer und kaudaler Gelenkfläche – gemessen wurde. Sie betonten dabei, daß der Winkel L4 und 5 trotz der Olisthesis und auch bei Zunahme der Olisthesis etwa gleich war. Sie beschrieben auch, daß unklare radiologische Darstellungen der Konturen des Gelenkfortsatzes L5 durch Überlagerung die Messung erschwerten. Erfahrungsgemäß kann das Resultat auch nicht akzeptiert werden, da sie die Achse des Gelenkfortsatzes als die Mittellinie zwischen kranialer und kaudaler Gelenkfläche bestimmten. Bei der Olisthesis beobachtet man häufig ein Abknicken der Interartikularportion, und allein der kaudale Gelenkfortsatz liegt flach. LOUIS berichtete 1965 anhand einer Messung des Bogenwinkels beim Neugeborenen und bei Kindern. Dieser Winkel beträgt bei Neugeborenen 168° und bei Kindern nach Gehbeginn 145°.

Obgleich seit mehreren Jahren immer wieder

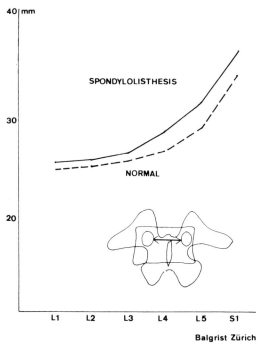

Abb. 77 Der frontale Durchmesser des Wirbelkanals ist in beiden Gruppen fast gleich.

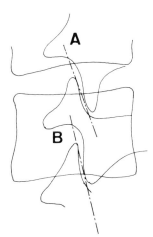 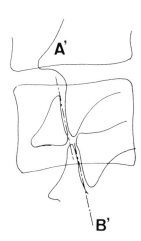

Abb. 78a 1+2 Der Spalt des oberen Gelenkes (A) wird nach ventrolateral gegenüber dem Spalt des unteren Gelenkes (B) bei Lyse/Olisthesis disloziert.

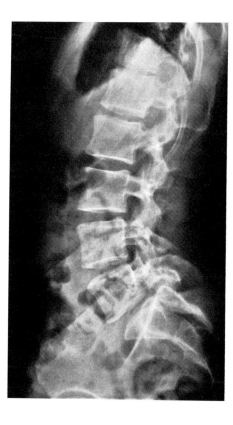 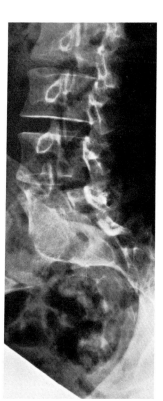

Abb. 78b1+2 Die seitliche Aufnahme zeigt keine Dislokation nach ventral. Jedoch ist eine deutliche ventrolaterale Verschiebung des kranialen Gelenkspaltes L5 links beobachtbar.

gesagt wurde, daß der Gelenkfortsatz bei Spondylolisthesis oft flach liegt, fanden wir keine systematischen Untersuchungen in der uns zur Verfügung stehenden Literatur. Es wird deshalb bei 300 Patienten ohne Spondylolisthesis oder Spondylolyse und bei 300 Patienten mit Spondylolyse oder Spondylolisthesis eine radiologische Untersuchung durchgeführt. Wir versuchen, durch diese Untersuchung vor allem den Zustand des dorsalen Anteils des Bewegungssegmentes L5 bei Spondylolisthesis, Spondylolyse und ohne diese Befunde zu beobachten.

Winkel $\beta 1$ wurde bei unserer radiologischen Messung als der lumbosakrale Winkel zwischen der mittleren Ebene der Bandscheibe und horizontalen Ebene definiert, damit wir ihn für die Belastungsversuche anwenden konnten. Dieser Winkel war bei der Spondylolyse oder Olisthesis durchschnittlich um ca. 10° steiler als ohne Spondylolyse oder Olisthesis.

Die Neigung der Gelenkfortsätze, vor allem im Verhältnis zu den obenliegenden Gelenkfortsätzen, ergibt die Unterschiede zwischen α1 und α2: bei Spondylolyse oder Olisthesis ca. 40° gegenüber 14° bei den Leuten ohne Lyse!

Die kaudalen Gelenkfortsätze der Olisthesisstelle liegen wahrscheinlich nicht nur flacher (dies kann durch die vermehrte Beckenkippung β1 bedingt sein), sondern die Gelenkfortsätze des oberen Segmentes liegen ziemlich steil. Bei der normalen Lendenwirbelsäule sind dagegen harmonisch und regelmäßig aufeinander liegende Gelenkfortsätze zu beobachten.

N – der horizontale Abstand zwischen der kranialen und kaudalen Gelenkspalte – ist bei der Lyse/Olisthesis verkürzt, oder der kraniale Gelenkspalt ist gegenüber dem kaudalen Gelenkspalt nach ventrolateral disloziert. Damit läßt sich die Verschiebung des Wirbels durch die Lyse nicht nur in ventraler, sondern auch in lateraler oder Drehrichtung oder die ventrale Verschiebung des dorsalen Anteils erkennen, was häufig auf den Seitaufnahmen nicht beobachtbar ist (Abb. 78a, b).

Es stellt sich nun hier das Problem der Definition der Lyse oder Olisthesis. Die Lyse mit allein disloziertem dorsalem Anteil oder mit einer Verschiebung in Richtung nicht nach ventral, sondern lateral sollte eigentlich definitionsmäßig nicht gleich sein wie die echte Lyse: Eine Lyse ist die Spaltung der Interartikularportion.

In bezug auf die Definition der Spondylolisthesis bedeutet es nicht viel, ob die Interartikularportion gespalten oder elongiert ist (laut Definition von Francillon 1958). Jedoch scheinen die genaueren Beobachtungen der Verlaufsbilder in der Interartikularportion für die Ätiologie der Spondylolyse/Olisthesis sehr wichtig zu sein. Bereits 1975 wurde von Wiltse berichtet, daß der Durchbau der Lyse bei Jugendlichen beobachtet wurde. Wenn die Lyse wieder zur ossären Verbindung führen kann, was eigentlich als „unmöglich" bekannt ist, kann die Elongation als wiederholt auftretender Knochenab- und -aufbau-Prozeß im Isthmus erklärt werden. Deshalb wären histologische Untersuchungen in diesem Zeitpunkt bei Jugendlichen sowie genaue radiologische Verlaufsbeobachtungen interessant.

Laut Skelettuntersuchungen der verschiedenen Autoren ist der sagittale Durchmesser durchschnittlich an L1 am größten mit 16–18 mm und an L3 am kleinsten mit 13–17 mm, dann nimmt er nach distal wieder mit Werten von 14–18 mm an L5 zu (Dommisse 1975, Eisenstein 1976).

Bei radiologischen Untersuchungen ist der durchschnittliche Wert durch den Vergrößerungseffekt größer. Hinck et al. (1965) untersuchten radiologisch den sagittalen Durchmesser bei Kindern und Erwachsenen, wobei eine ähnliche Tendenz der Werte festgestellt wurde.

Unsere Meßergebnisse des sagittalen Wirbelkanals lassen den vermehrten Durchmesser nicht nur auf Höhe des Gleitwirbels, sondern auf Höhe L4 erkennen. Entweder ist diese Zunahme des Wirbelkanals sekundär im Zusammenhang mit der Entstehung der Spondylolisthesis entstanden oder ist als Vorzustand einer sekundären Spondylolisthesis des darunterliegenden Niveaus zu erklären.

VI. Diskussion

VI.1. Die mechanischen Eigenschaften der Bandscheibe und der dorsalen Komponente

Die mechanischen Eigenschaften der Bandscheibe wurden vor allem durch die in den letzten 20 Jahren erschienenen biomechanischen Untersuchungen näher abgeklärt (GOECKE 1932, VIRGIN 1951, INGELMARK und EKHOLM 1952, HIRSCH und NACHEMSON 1954, NACHEMSON 1960 und 1966, MARKOLFF 1972, FARFAN 1972, 1973, LIU 1975 und LIN 1978).

Durch die Messung des intradiskalen Druckes wurde von NACHEMSON 1960 beobachtet, daß die axiale Belastungskraft um 80% durch die Bandscheibe und 20% durch den dorsalen Anteil aufgenommen wird. Früher wurde allgemein angenommen, daß nur die Bandscheibe die axiale Belastung aufnimmt und daß die dorsalen Komponenten die ventrale und dorsale Verschiebung und Rotation des Bewegungssegmentes vermeiden (FICK 1904, KEYES und COMPERE 1932, ARMSTRONG 1952). Die biomechanische Untersuchung von FARFAN (1972 und 1973) zeigte, daß die Bandscheibe etwa 35% der gesamten Schiebkraft einnimmt, während die Wirbelgelenke die restlichen 65% der Schiebkraft aufnehmen.

LIN et al. (1978) führten den Belastungsversuch an der frischen Lendenwirbelsäule unter Komplex-Belastung (axiale und transversale Belastung) durch, wobei festgestellt wurde, daß der dorsale Anteil eines Bewegungssegmentes ca. 90% der Belastungskraft bei ventraler Verschiebung aufnimmt.

HUTTON et al. (1978) führten den Belastungsversuch unter rein axialer Belastung am Lendenwirbel mit und ohne dorsalen Anteil durch, wobei das untersuchte Segment dank der im Behälter eingebauten Rolle von der Rotation frei blieb. Damit kann die unphysiologische Belastungsart durch fixierte Halterung vermieden werden, wie bei unserer Untersuchung I. Seine Schlußfolgerung war, daß der dorsale Anteil die axiale Belastung fast nicht aufnimmt.

Unsere Resultate bei der axialen Belastung zeigen, daß die Steifigkeit des gesamten Segmentes bei fast allen Präparaten bis zu einer axialen Belastung von 100 kp ohne oder mit dorsaler Komponente fast gleich ist (Abb. 9). Wenn das Präparat in einer Vorrichtung eingebaut ist, in der das Material nur axial belastet werden kann, wird eine transversale Verschiebung der Wirbel durch die Vorrichtung verhindert. In diesem Moment werden die schräg in der vertikalen Belastungsachse liegenden Facetten zusammengepreßt, so daß die axiale Belastung irrtümlicherweise mehr durch diese Facetten eingeleitet wird. Bei unserer Untersuchung ist diese Situation vollständig vermieden worden, da die untere Halterung für das Untersuchungsmaterial in der Horizontalebene frei beweglich ist. Bei axialer Belastung war die Kraft in transversaler Ebene praktisch 0. Bei der extremen axialen Belastungskraft von über 150 kp nimmt der dorsale Anteil die zunehmende axiale Belastung auf, vor allem wenn die Gelenkfortsätze in die Gruben der unten liegenden Lamina aufstehen. Es kann durch diese Ergebnisse allgemein gesagt werden, daß die axiale Belastung solange fast nur durch die Bandscheibe eingeleitet wird, wenn die Gelenkfortsätze keinen Kontakt mit der unten liegenden Lamina aufnehmen oder wenn die Ligamente und Gelenkkapseln nicht ausgedehnt sind.

HUTTON et al. (1978) meinten, daß die Spitzen der Gelenkfortsätze an der Lamina unter axialer Belastung nie zur Berührung kommen, denn die Steifigkeitsdifferenz eines Segmentes mit und ohne dorsale Komponente ist um 1/10 kleiner als die Steifigkeit der Lamina. Unsere Untersuchung III zeigte, daß der Druck der Gelenkfortsätze L4 auf die Lamina L5 in extremer Extension so groß sein kann, daß er eine Fraktur in der Interartikularportion verursachen kann. Verglichen mit dem Resultat von FARFAN (1973) zeigte unsere Untersuchung eine Steifigkeit des gesamten lumbosakralen Segmentes von 180 kp/mm bei einer ventralen Schubkraft von 100 kp; sie beträgt bei ventraler Schubkraft von 50 kp 115 kp/mm. Ohne dorsale Komponente zeigt es eine geringgradigere Steifigkeit von 45 kp/mm. Die Bandscheibe nimmt zum Beispiel bei einer nach ventral gerichteten Transversalkraft von 50 kp nur noch 0,5% der gesamten

Kraft auf. Bei der transversalen Kraft nach seitlich nimmt die dorsale Komponente etwa 80%, die Bandscheibe nur ca. 20% der gesamten transversalen Belastungskraft auf.

Wie bereits früher ausgeführt wurde, haben die Varianten der dorsalen Komponente, insbesondere in den Gelenkfortsätzen auf die Kraftaufnahme einen wesentlichen Einfluß. Bei großen langen und kranialen Gelenkfortsätzen, z. B. wenn sie flacher liegen als die Fortsätze der darüberliegenden Segmente, ist das Aufsetzen der kaudalen Gelenkfortsätze in die Grübchen der Lamina von L5 relativ häufig zu erwarten. Nach Kontaktnahme der Gelenkfortsätze mit der Grube kann die dorsale Komponente ebenfalls die Kraft aufnehmen.

Je nach morphologischer Variante sowie Ausmaß der Lordose oder Beckenkippung können die Spitzen der Gelenkfortsätze L4 nicht mit der Lamina L5 Kontakt nehmen und weitergleiten, bis die Gelenkkapsel und Ligamente dagegen wirken können.

Durch eine rein transversale Kraft nach ventral von 270 kp konnte weder eine Fraktur der Interartikularportion noch der Wirbelbogenwurzel produziert werden. Erst nach Durchtrennung des Wirbelbogens (Spina bifida-Effekt) trat eine Fraktur der Interartikularportion unter Verwendung einer transversalen Kraft von 180 kp auf. Bei dieser Versuchsanordnung wirkt die transversale Kraft parallel zur mittleren Bandscheibenebene von ventral her nach dorsal auf die kaudalen Gelenkfortsätze L5. Die kranialen Gelenkfortsätze L5 sind, wie physiologisch, mit den Wirbelkörpern nicht fixiert. Hingegen konnte eine Fraktur der Interartikularportion, wie unsere Untersuchung III zeigte, mit einer axialen Belastungskraft von 200 kp (diese Kraft war senkrecht zur mittleren Bandscheibenebene L3/4 gerichtet) in einer Extensionsstellung von 20° (der gesamte Extensionsumfang in vier Lendenwirbelsäulen-Segmenten) bewirkt werden. Dabei konnte beobachtet werden, daß die Distanz zwischen der Spitze der Gelenkfortsätze von L4 und den Grübchen in der Lamina L5 immer kleiner wurde. In einer Extensionsstellung von 15–25° konnte die Lamina L5 durch die Spitze der Gelenkfortsätze L4 eindeutig zusammengedrückt werden, und dies führte zu einer Fraktur der Interartikularportion. In diesem Moment nimmt die Bandscheibe praktisch keine Belastungskraft mehr auf.

In vivo beobachten wir nicht bei allen Patienten auf Aufnahmen in maximaler Reklination, daß die Spitzen der Gelenkfortsätze L4 in die Grübchen der Lamina L5 hineingedrückt werden. Wie Abb. 36a–c zeigt, spielt eine zusätzliche axiale Belastung dabei eine große Rolle: Die Gelenkfortsätze L4 drücken in extremer Extension erst mit einem Gewicht von 20 kg auf den Schultern eindeutig in die Grübchen der Lamina L5. Ob dieses Phänomen in vivo mit einer zusätzlichen axialen Belastung immer oder unter welchen Bedingungen auftritt, muß weiter abgeklärt werden.

Die mechanischen Eigenschaften der Bandscheibe, die wir untersuchten, stimmen praktisch mit den Angaben von LIN (1978) überein. Die genaue Analyse der Kraftverteilungsverhältnisse ist jedoch an solch kleinen Messungsstellen – Wirbelbögen, Bogenwurzeln und Interartikularportion – praktisch nicht möglich.

VI.2. Zur Entstehung der Spondylolyse und Spondylolisthesis

Die Entstehung der echten Spondylolisthesis (Begriffsbestimmung durch JUNGHANNS 1937) wurde deshalb so angenommen, daß die prädispositionellen Faktoren des lumbosakralen Segmentes durch normale physiologische Belastung zu einer Lyse, eventuell Olisthesis führen und daß eine isolierte Fraktur der Interartikularportion praktisch unmöglich ist (SCHREIBER 1968). Eigentlich wurde zum ersten Mal 1933 die Möglichkeit einer Ermüdungsfraktur der Interartikularportion im Belastungsversuch unter Hyperlordosierung von GERLACH erwogen. Er betonte, daß eine einmalige traumatische Voraussetzung nicht die Ursache der Lyse sein könne.

1971 berichtete PFEIL über Ermüdungsfrakturen der Interartikularportion bei Leichen von Säuglingen und Kindern ohne Angabe der dabei verwendeten Belastungskraft. WEIS berichtete 1975, daß nur eine Fraktur im Bogenwurzelbereich in seinem Belastungsversuch auftrat, wenn die Schubkraft auf die kaudalen Gelenkfortsätze von ventral her nach dorsal wirkte. GROHER (1975) konnte in seinen zyklischen Lordosierungsversuchen (ohne Axialbelastung und nennenswerte Querkraft) keine Fraktur der Interartikularportion bei 29 Lendenwirbelsäulen-Präparaten produzieren.

LAMY et al. berichteten 1975 über ihre Belastungsversuche, bei welchen durch das Hinzukommen der Kraft der Rückenmuskulatur und Ligamente auf den Dornfortsatz L5 bei der Hälfte der

Präparate eine Fraktur der Interartikularportion reproduziert werden konnte (Abb. 54). Cyron et al. erzeugten 1976 durch die Scherkraft auf die kaudalen Gelenkfortsätze mit einem ansteigenden Winkel von 25° zur Horizontalebene eine Fraktur der Interartikularportion bei 32 von 44 Lendenwirbelsäulen frischer Leichen. Bei diesem Versuch wurden offenbar die kranialen Gelenkfortsätze mit den Wirbelkörpern zusammen fixiert. Dadurch wurde der Bogenwurzelbereich so entlastet, daß eine Fraktur in diesem Gebiet nicht möglich war. Hutton et al. berichteten 1977, daß eine Ermüdungsfraktur der Interartikularportion durch eine wiederholte, relativ kleinere Schubkraft von 570 +/− 190 N auf die kaudalen Gelenkfortsätze auftrat. Diese Schubkraft wirkte direkt auf die kaudalen Gelenkfortsätze, da die kranialen Gelenkfortsätze mit Unterlage gestützt waren. Diese Bedingung – die Fixation der kranialen Gelenkfortsätze mit den Wirbelkörpern zusammen, d. h. die absolute mechanische Schonung der Bogenwurzel – kommt vermutlich im physiologischen Zustand sehr selten vor (Abb. 79).

Unsere erste Untersuchung zeigt, daß die Möglichkeit einer Fraktur der Interartikularportion mit einer Schubkraft von 200 kp nur bei Spina bifida-Effekt, d.h. vorausgegangener sagittaler Spaltung des Wirbelbogens auftritt. Bei intaktem Wirbelbogen konnten wir keine isolierte Fraktur der Interartikularportion reproduzieren. Nathan (1959) beobachtete, daß die Spaltungslinie von kaudallateral her praktisch senkrecht nach kranial um zwei Drittel der ganzen Strecke verläuft und dann nach medial fast rechtwinklig abbiegt. Aus diesem Grunde meinte er, daß das Impinging an einer Interartikularportion durch die benachbarten Gelenkfortsätze nur in der Höhe der unteren, aber nicht der oberen Lendenwirbelsäule stattfinden könne. Die Spaltungsform bei der oberen Lendenwirbelsäule ist nicht gleich wie im lumbosakralen Bereich, und in unserem Krankengut wurden auch entsprechende Veränderungen beobachtet. Es ist jedoch nicht einfach, durch die Spaltlinie den ganzen Belastungsmechanismus zu erklären: Bei einer gegebenen Struktur mit gegebener Krafteinleitung kann sich die Hauptbelastungsrichtung am Ende des Risses ändern, bei fortpflanzendem Riß selbst innerhalb einem homogenen, isotropen Material.

Bei anisotropem, inhomogenem Material wäre eine Änderung der Hauptbelastungsrichtung bei fortpflanzendem Riß ohnehin zu erwarten. Der sogenannte Zangeneffekt könnte in einer seltenen Haltung der Wirbelsäule und sehr seltenen morphologischen Variante vorkommen.

Wichtig ist, daß die Lamina durch das Biegemoment unter physiologischen Verhältnissen belastet ist, wie wenn man ein mehrfach dickes Papier (Lamina) durch eine lose geschraubte Schere (Gelenkfortsätze) zu schneiden versucht.

Daß mechanische Faktoren bei der Entstehung der Olisthesis oder einer Lyse eine Rolle spielen, wird auch durch folgende Beobachtungen unterstrichen: Luther et al. (1975) fanden unter 106 Spitzenturnerinnen 34 mit einer Spondylolyse, von welchen 3 zusätzlich eine Spondylolisthesis zeigten. Von verschiedenen Autoren wurde eine Spondylolyse bei 25–40% der von ihnen untersuchten Gewichtheber, Ringkämpfer, Judomeister, Kontorsionisten, Speerwerfer beobachtet (Kraemer et al. 1978, Brauer 1955, Rompe 1970, Waka-bayashi 1977).

Dieser Prozentsatz ist viel größer als unter der gesamten Bevölkerung, und daher besteht auch die Möglichkeit einer mechanischen Entstehung der Spondylolyse. Brauer (1955, 1960) berichtete über Serien-Spondylolyse bei zwei von acht Schlangenmenschen: Bei der radiologischen Untersuchung von 20 Kontorsionisten fand er nur bei auf Hyperextension spezialisierten eine Lyse, Hyperflexionsspezialisten waren davon ausgenommen. Die Häufigkeit der Serien-Spondylolyse ist eigentlich sehr klein (Taillard 1957 1,5% der Lyse, Laurent 1958 1,9% der Lyse).

1963 berichteten Harris und Wiley über eine Spondylolyse oberhalb der Spondylodesestelle infolge kompensatorischer Überbeanspruchung.

Wie aus Tab. 1 und Abb. 24 (Seite 32, 33) ersichtlich ist, ist die Zugdehnung der Interartikularportion verglichen mit der Bogenwurzel um so größer, je größer der Winkel zwischen der Kraft R′ und der Bandscheibenebene ist. Auch ist eine um so größere Zugdehnung in der Interartikularportion nachweisbar, je kaudaler die Kraft R′ auf die Gelenkfortsätze L5 wirkt. Dieses Resultat stimmt vollständig mit den theoretischen Überlegungen überein: Wenn die Kraft R′ unterhalb der Bogenwurzel nach ventrokaudal auf die Gelenkfortsätze aufgesetzt wird, wirkt sie auf die Bogenwurzel als Biegemoment gegen die Kraft R, d. h. das auf die Bogenwurzel wirkende Biegemoment wird durch die Kraft R′ reduziert. Die Bogenwurzel wird dadurch mechanisch geschont, während die Interartikularportion durch das gesamte Biegemoment

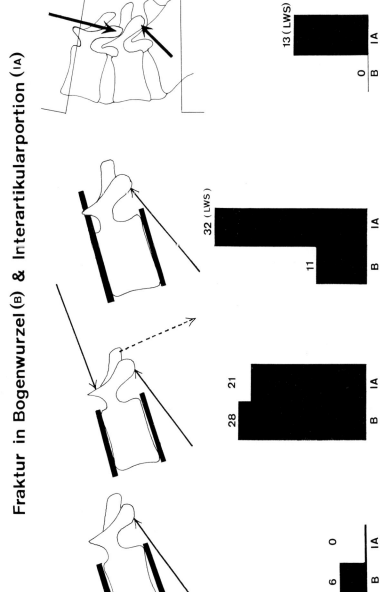

Abb. 79 Verschiedene transversale Belastungsversuche: Die Anzahl der Präparate mit Fraktur in der Interartikularportion oder Bogenwurzel wird graphisch dargestellt.

von Kraft R mechanisch gefährdet ist. Wirkt die Kraft R' nicht unterhalb der Bogenwurzel oder oberhalb des Gelenkfortsatzes, wird das gesamte Biegemoment vermehrt. Die Kraft R' wirkt als Drehmoment in gleicher Richtung wie Kraft R (Abb. 80).

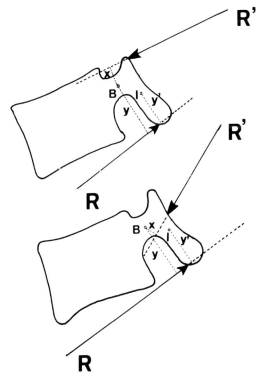

Abb. 80 Biegemoment in der Bogenwurzel und Interartikularportion bei den zwei verschiedenen Kräften R'.
oben: Biegemoment in der Bogenwurzel
$= R \cdot y + R' \cdot x$
Biegemoment in der Interartikularportion $= R \cdot y'$
unten: Biegemoment in der Bogenwurzel
$= R \cdot y - R'x$
Biegemoment in der Interartikularportion $= R \cdot y$

Unter physiologischen Bedingungen wirkt R und R' z.B. in maximaler Extension genau auf die kaudalste Stelle der Gelenkfortsätze. Das hat die größten Unterschiede der Belastungskraft zwischen Interartikularportion und Bogenwurzel (z.B. nicht nur in extremer Extension ohne Last, sondern auch beim Aufheben einer Last in Extension bei Ruderern oder Gewichthebern) zur Folge. Dabei nimmt die Interartikularportion um ca. 10–70% mehr Zugkraft auf als die Bogenwurzel.

Hingegen ist die Druckdehnung im Bogenwurzelbereich bei extremer Flexion mit und ohne Muskelkraft am größten. Eigentlich reduziert die Kraft der Rückenmuskulatur das Biegemoment nicht nur in der Interartikularportion, sondern auch in der Bogenwurzel, wie unser Untersuchungsergebnis zeigt. Dabei sind die Werte im Bogenwurzelbereich ca. zweimal so hoch wie in der Interartikularportion.

Die Knochenfestigkeit ist auf Druck etwa 1,5 bis 2fach größer als auf Zug (EVANS 1973). Wie auf der Tab.1 ersichtlich ist, besteht an der Meßstelle der Interartikularportion die größte Zugspannung in extremer Extension.

Die Bogenwurzel ist in Flexionsstellung stärker gefährdet als in Extension. Nach WOLFF (1892) sind Form, innere Architektur und Festigkeit des Knochens abhängig von ihrer mechanischen Beanspruchung. Wird der Knochen nicht mehr oder nur geringgradig beansprucht, kommt es zu einem Abbau.

Die Bogenwurzel zeigt die Struktur eines kleinen Röhrenknochens und besteht aus einer dünneren Kortikalis und einem weiten Spongiosakanal. Diese Struktur (wie ein Hohl-Zylinder) ist geeignet für die Biegebeanspruchung. Aufgrund der WOLFFschen Gesetze kann angenommen werden, daß die Bogenwurzel in physiologischem Zustand vorwiegend auf Biegung beansprucht wird. Die Interartikularportion, die aus Kortikalis und eventuell nur zarter Spongiosa besteht, ist eher geeignet für die Aufnahme von axialen Kräften als für die Biegung.

Ihre Struktur wurde von KRENZ et al. (1973) und TROUP et al. (1976) beschrieben. Sie besteht aus zwei dicken Kortikalisschichten im anterolateralen und posteromedialen Bereich und hat einen engen Markraum. Unter physiologischen Bedingungen dürfte, sofern keine extremen Wirbelsäulestellungen eingenommen werden, das Zusammenwirken von Gelenk und Wirbelbogen angreifenden Muskelkräften zu Zug mit wenig überlagerter Biegung im Querschnitt der Pars interarticularis führen.

Jedoch ist, wie die Resultate unserer Untersuchung II zeigen, die Interartikularportion bei extremer Extension einer beträchtlichen Biegung ausgesetzt, was für sie mechanisch ungünstig ist. Diese in der extremen Extension mechanisch ungünstige Situation der Interartikularportion konnte bei der Untersuchung III B reproduziert werden: Der Belastungsversuch, in dem L4, L5 und S1 in einer Extension von 10–20° mit einer axialen

Kraft von 300–1200 kp belastet wurde, erzeugte bei allen 13 Lendenwirbelsäulen eine isolierte Fraktur der Interartikularportion.

Das Zusammenstoßen der Dornfortsätze L4 und L5 oder eine Synostose zwischen Querfortsatz L5 und Os ilium oder Sacrum bieten selbstverständlich eine zusätzliche Stabilität der betroffenen Segmente, was eine mechanische Schonung und Entlastung der Interartikularportion bedeutet. Umgekehrt führt eine zunehmende Retroflexion der Lendenwirbelsäule zu vermehrter Belastung der Lysezone. Zusätzlich kann der lokale Preßdruck der Processi articulares inferiores des darüberliegenden Wirbels eine direkte Irritation der lytischen Zone verursachen.

Man findet diese Verschiebung der distalen Gelenkfortsätze des darüberliegenden Wirbels bis in die Lysezone (Abb. 81) besonders eindrücklich bei Instabilität in diesem Bereich. Aber auch die Entstehung dieser Instabilität kann über einen vermehrten Preßdruck der Wirbelgelenke Ursache chronischer rezidivierender Lumbalgien sein.

Wir sehen hie und da Restlumbalgien bei vollkommen konsolidierter ventraler Spondylodese wegen Spondylolisthesis. Die Irritation der Lysezone L5 könnte durch den Kontakt des Processus articularis inferior von L4 eine Rolle für die Hauptbeschwerden spielen: Wie aus Abb. 82 ersichtlich ist, handelt es sich bei dieser 29jährigen Patientin um eine gut konsolidierte ventrale Spondylodese bei geringgradiger Spondylolisthesis mit beidseitiger Lyse. Die Funktionsaufnahmen zeigen, daß die Gelenkfortsätze L5 die Grübchen der Lamina 5 – gerade die Lysestelle – hineindrücken. Trotz der Stabilität des Lysesegmentes kann dies ohne weiteres Schmerzen verursachen.

Wenn keine Übergangsstörung oder vergrößerte Dornfortsätze bestehen, könnte es deshalb in vivo, je nach Beckenkippung oder Extensionsstellung und Tragen einer Last, einen mechanisch sehr kritischen Zustand der Interartikularportion mit Umbauvorgängen oder Ermüdungsfrakturen zur Folge haben. Selbstverständlich vergrößert sich die Bruchgefahr in der Interartikularportion, wenn sie viel flacher liegt gegenüber den benachbarten kaudalen Gelenkfortsätzen oder wenn eine Dysplasie

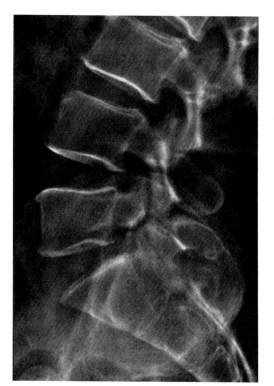
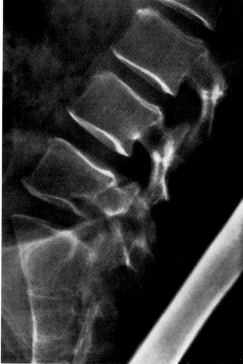

Abb. 81a/b   C.S., 1924, männlich, P 259 964. Patient mit chronischer Lumbalgie. Die Funktionsaufnahme zeigt die Instabilität des Segmentes L4 mit Kontakt des Processus articularis inferior von L4 mit der Lysezone L5 in der Reklination und das Auseinanderklaffen der Gelenkfortsätze L4/5 bei Inklination.

in diesem Bereich vorhanden ist. Trotz der zahlreichen Anhaltspunkte, die für die traumatische oder trophostatische Entstehungstheorie der Spondylolyse sprechen, fehlen in verschiedenen biomechanischen Untersuchungen und Statistiken entsprechende histologische Befunde. MOSIMANN (1961) beschrieb den histologischen Befund des mikroskopischen Baus der Spondylodesestelle, welche operativ entfernt war. Der Defekt war in allen seinen Fällen von Bindegewebe und Knorpel ausgefüllt und durch knöcherne Abschlußplatten scharf begrenzt. Infiltrate oder Zeichen erhöhten Knochenumbaues ließen sich nicht nachweisen. Aus diesem Grunde nahm er an, daß es sich um einen abgeschlossenen ruhenden Prozeß handle.

In radiologischen Untersuchungen wurde der Knochenabbau und der ossäre Kontinuitätsunterbruch der Interartikularportion oberhalb der Spondylodesestelle (UNANDER-SCHARIN 1950, ANDERSON 1956, DE PALMA 1959, SULLIVAN et al. 1960), Knochenaufbau – Hypertrophie der Interartikularportion – (SHERMAN 1972) oder sogar Knochendurchbau der Lysestelle – Ausheilung (LAURENT 1958, WILTSE 1975) beobachtet. Histologische Untersuchungen fehlen. Die bis jetzt berichteten histologischen Untersuchungen zeigten unter Verwendung einer Tetracycline-Markierung entweder einen gleichen Stoffwechselzustand wie beim normalen Knochen (WILTSE 1975) oder einen abgeschlossenen ruhenden Prozeß (MOSIMANN 1961). Interessant war, daß die Szintigraphie bei einem jungen Sportler mit Doppeletagen-Lyse L2 und L5 eine Radioaktivitätsanreicherung des Isthmus L5 links zeigte (JACKSON 1976). Bei zwei von vier Patienten mit radiologisch feststellbaren Knochenhyperplasien wurde eine histologische Untersuchung durchgeführt. Diese zeigte eine reaktiv veränderte Knochenkompakta mit hyalin-fibröser Überkleidung – also einen eher aktiven Prozeß (V. TORKUS 1968).

Wir kennen den histologischen Befund kurz nach der Entstehung einer Spondylolyse nicht. Wie zahlreiche biomechanische Untersuchungen zeigen, kann ein mechanischer Einfluß nicht ausgeschlossen werden. Aus der Anamnese, klinischen Manifestation oder Statistik ergaben sich keine

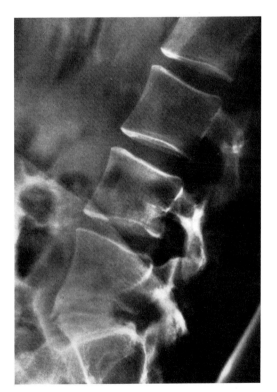 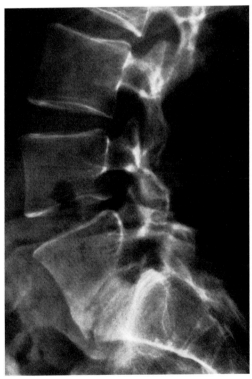

Abb. 82 B. C., 1950, weiblich, P 190 888. Status nach konsolidierter ventraler Spondylodese L5/S1 bei einer Spondylolyse L5. Die Patientin hat Restlumbalgien, die nur durch extreme Reklination verstärkt werden. Hier könnte das Reizsyndrom der nicht ossär verwachsenen Lysestelle durch das Hineindrücken der Processi articulares inferiores eine der Hauptrollen für die Schmerzen spielen.

Anhaltspunkte für eine Lyse infolge einer richtigen Fraktur der Interartikularportion, welche auf ein einmaliges Trauma zurückzuführen wäre. Aber auch eine Dysplasie der Interartikularportion, die Ausbildung der Lendenlordose beim Gehbeginn und die Umstellung der kleinen Wirbelgelenke im Verlauf des Wachstums (LUTZ 1967) können nicht als alleinige Ursachen angesehen werden.

Nach Ansicht von BROCHER (1970) stellt die Bogendysplasie die den bisher bekannt gewordenen Tatsachen am besten gerecht werdende Erklärung für die Entstehung der Spondylolisthesis dar. Er gab dafür folgende Gründe an:

1. Das Fehlen der Spondylolisthesis bei der Geburt;
2. Ihr Auftreten zwischen der Geburt und dem 10. Jahr;
3. Die Häufigkeit der Spondylolisthesis zeigt in der Zeitspanne zwischen 10 und 80 Jahren keine Zunahme;
4. Die Wirbelbogendysplasie wird häufiger beobachtet als die Spondylolisthesis.

Die Abnahme der Häufigkeit der Bogendysplasie im Lauf des Alterns wurde von KANEKO 1977 in radiologischen Untersuchungen bei über 2000 Patienten mit und ohne Lyse (0jährig bis Erwachsene) beobachtet. Aufgrund seiner ausführlichen anatomischen und histologischen Untersuchungen an Feten und Leichen stellte er fest, daß das Wachstum des Wirbelbogens bis zum 13.–15. Lebensjahr andauert, und er vermutete, daß das Wachstum mit der Arteria nutricia, die gerade dorso-kaudal dem oberen Gelenkfortsatz in den Knochen hineingeht, eng verbunden ist. Vielleicht wird der Zirkulationszustand der Arteria durch den Spaltungsvorgang bei der Entstehung der Lyse beeinflußt, so daß die noch im Wachstum befindliche Lamina eine dysplastische Veränderung erfahren könnte. Es ist auffallend, daß eine Dysplasie des Wirbelbogens bei Spondylolyse häufiger vorkommt als unter normalen Verhältnissen. Ob dabei eine Schädigung der Arteria nutricia im Spiel ist, ist fraglich. Bei der Belastung der dorsalen Komponente kann nicht nur die Eintrittsstelle der Arteria nutricia, sondern auch der ganze Isthmus durch das Biegemoment mechanisch negativ beeinflußt werden (TÖNDURY 1978).

Es ist anzunehmen, daß diese mechanischen Faktoren gerade bei den Kindern, vor allem beim Gehbeginn, ungünstiger wirken. Spondylolyse

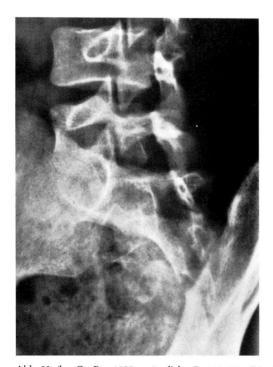 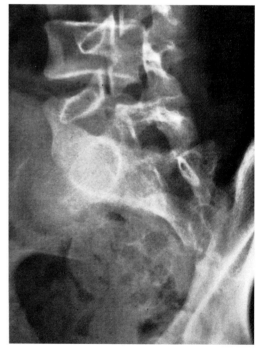

Abb. 83a/b G. R., 1957, männlich, P 160 634. Die Röntgenkontrolle von 1969 zeigt eine Dysplasie der Interartikularportion L5 links bei therapieresistenten Lumbalgien. Drei Jahre später entwickelte sich die Dysplasie der Interartikularportion zu einer radiologisch nachgewiesenen Spondylolyse L5 links.

und Olisthesis finden sich nur beim Homo erectus. Bei Kindern wird sie erst nach Gehbeginn beobachtet (FRANCILLON 1975). Dazu muß bei Kindern mit der Verminderung des Schutzeffektes im Isthmus gegen das Biegemoment und die Rotation infolge noch meist vorhandener Knorpelverbindung im Dornfortsatzbereich (Spina bifida-Effekt) gerechnet werden. Eine Deformation der Interartikularportion ist begleitet von einer elastischen Verformung des Laminabereichs. Sie ist abhängig von der Widerstandskraft der Lamina. Im Fall einer vorliegenden Spina bifida ist die Kontinuität der Lamina unterbrochen. Damit fällt der Stützeffekt völlig weg, die Deformation und damit die Belastung der Interartikularportion erreicht ein Höchstmaß.

Die Abb. 83 weist darauf hin, daß sich die dysplastische Interartikularportion L5 links bei einem 13jährigen Patienten mit rezidivierenden Lumbalgien innerhalb einer dreijährigen Beobachtungszeit zu einer Lyse entwickelte. Der Zusammenhang der Entstehung der Spondylolyse/Spondylolisthesis mit der Dysplasie der Lamina soll deshalb weiter abgeklärt werden.

Nach SCHREIBER (1968) dürfte eine Spondylolyse als Folge mechanischer Einflüsse auf eine minderwertige dysplastische Interartikularportion entstehen. Dabei spielt die beim aufrechten Gang sich ausbildende Lumballordose und die damit einhergehende Umstellung der Facetten der kleinen Wirbelgelenke aus einer Frontal- in eine Sagittalebene eine Rolle.

Die Gelenkfacetten, welche bis zur Geburt in einer Frontalebene eingestellt sind, nehmen im lumbalen Bereich allmählich eine mehr sagittale Stellung ein (LUTZ 1967).

Wie TÖNDURY 1958 beschrieb, ist eine asymmetrische Entwicklung der Gelenkfortsätze im lumbosakralen Bereich häufig zu beobachten. Wirkt eine Transversalkraft nach ventral, wie dies beim Aufrichten des Körpers beim Gehbeginn der Fall ist, sind die in Frontalebene eingestellten Facetten mechanisch gefährdeter als die in einer Sagittalebene orientierten. Es bleibt noch abzuklären, wie die Spondylolyse sich zur Spondylolisthesis entwickelt. FARFAN untersuchte 1970 und 1973 das mechanische Verhalten der Bandscheibe und der kleinen Wirbelgelenke bei Rotation und fand, daß die Bandscheibe etwa 35% der gesamten Schubkraft aufnimmt, während die Wirbelgelenke und das Ligamentum interspinosum 65% aufnehmen. Hingegen beschrieb LIN 1978 in seinem Belastungsversuch mit tangentialer Kraft, daß die Bandscheibe praktisch keine wesentliche Schubkraft aufnehmen kann.

Unsere Versuche ergaben, daß die Bandscheibe nur 10% der Schubkraft absorbiert. Die ungünstige Stellung des lumbosakralen Segmentes und des Knochenunterbruchs im Wirbelbogen können den Gleitvorgang des 5. Lendenwirbels begünstigen. Dies bedeutet, daß die Lyse ohne weiteres bei kompensatorisch nicht wirkender Rücken- und Bauchmuskulatur zur Olisthesis wird. Der Schutzeffekt von Rücken- und Bauchmuskulatur ist nämlich eindeutig, was sich auch statistisch beweisen läßt. Die Untersuchungen von LUTHER (1975), WAKABAYASHI (1977) und KRÄMER et al. (1978) zeigten, daß der Prozentsatz der Olisthesis gegenüber der Lyse bei Spitzenturnerinnen, Ringkämpfern oder Gewichthebern viel kleiner ist als bei der normalen Bevölkerung.

Die beiden seitlichen Röntgenbilder der Lendenwirbelsäule zeigen typischerweise eindeutige Unterschiede der Breite des interkorporellen Raumes und des Ausmaßes der Olisthesis im Stehen gegenüber den Aufnahmen im Liegen (Abb. 84). Beim aufrecht stehenden Patienten zeigt sich eine Abnahme der Bandscheibenhöhe und eine Zunahme der Olisthesis. Offenbar ist die Bandscheibe bei Unterbruch in der Interartikularportion nicht imstande, das ventrale Gleiten zu verhindern. Hier sollte die Muskulatur als stützende Faktoren eingreifen. Intraoperativ haben wir hie und da bei geeigneter Lagerung des Patienten (oft Lordosierung) eine spontane Teilkorrektur der Olisthesis beobachtet.

Beim Wirken der transversalen Kraft nach ventral kann die Bandscheibe nur ca. 10% der Belastung aufnehmen. Das Wirbelgleiten muß also durch Rücken- und Bauchmuskulatur, Ligamente, Gelenkkapsel und Weichteilverbindung der Lysestelle verhindert werden. Die steile Stellung des interkorporellen Raumes im lumbosakralen Abschnitt kann auch auf das weitere Wirbelgleiten einen ungünstigen Einfluß haben. Von der Resistenz der Bandscheibe ist nicht viel zu erwarten, da ihre transversale Steifigkeit durch die Zunahme der auf sie zusätzlich wirkenden axialen Belastungskraft laut unseren Resultaten nicht beeinflußt wird.

Der interabdominale Druck spielt auch eine Rolle, was vor allem beim Heben einer schweren Last auf die Stabilität der gesamten Wirbelsäule einen Einfluß hat. Die Untersuchung von KUGEL-

GEN (1976) wies darauf hin, daß die Abdomenatmung eine ganz schlechte Haltung verursacht und sie durch ihre ständige Bewegung im lumbosakralen Abschnitt die untere Lendenwirbelsäule außerordentlich strapaziert.

Trotz der abgeklärten mechanischen Eigenschaften der Bandscheibe kann nur gesagt werden, daß ein Bewegungssegment im lumbosakralen Bereich doch ein sehr kompliziertes mechanisches System hat. Viele Autoren sind der Ansicht, daß nur die Bandscheibe für die Stabilität eines Bewegungssegmentes entscheidend ist. Diese Annahme konnte durch unsere Untersuchungen nicht bestätigt werden. Je nach morphologischer Variante, im Zusammenhang mit den Ligamenten, Gelenkkapseln und Bandscheibenhöhe, je mehr ein Bewegungssegment bei verschiedenen Belastungsarten belastet wird, desto mehr davon nimmt die dorsale Komponente auf. Diese Kombination der Kraftverteilungsart zwischen Bandscheibe und Wirbelgelenken muß mehr beachtet werden.

VI.3. Operative Eingriffe

In den vergangenen 20 Jahren wurden die operativen therapeutischen Möglichkeiten bei Spondylolisthesis durch die Einführung des HARRINGTON-Instrumentariums und der Halotraktion wesentlich verbessert. In früheren Jahren hatten die operativen Eingriffe nur eine Stabilisierung der Olisthesis zum Ziel, heute versucht man mittels verschiedener Extensionsmethoden oder eines speziellen Repositionsinstrumentariums prä- oder intraoperativ eine Reposition zu erreichen (HARRINGTON 1971, INOUE 1975, SCHÖLLNER 1975, SNIJDER et al. 1976, SCAGLIETTI 1976, ZIELKE 1976).

Die Belastbarkeit der Wirbelsäule ist bei einer schweren Spondylolisthesis infolge der bekannten Hyperlordose mit Beugekontraktur der Hüftgelenke reduziert. Um eine Verbesserung zu erreichen, muß eine vollständige Reposition des abgeglittenen Wirbels angestrebt werden mit Fixation des reponierten Wirbels mittels verschiedener

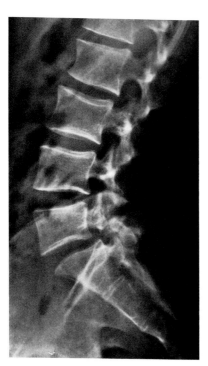
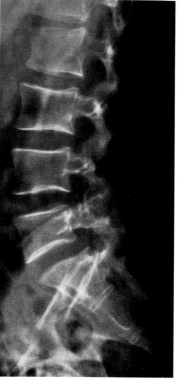

Abb. 84a/b W. W., 1949, männlich, P 172 177. Die Höhe der Bandscheibe und der Schweregrad der Olisthesis sind im Stehen und im Liegen nicht gleich.

Instrumentarien (HARRINGTON, INOUE, SNIJDER, SCAGLIETTI). INOUE (1975) berichtete über gute klinische Resultate bei einer Spondyloptose nach vollständiger Reposition mit Halo-pelvic-traction und Drahtextension an den Dornfortsätzen. Die Korrektur konnte durch die gewöhnliche ventrale Spondylodese gehalten werden. Die verschiedenen Korrekturmethoden sind nur durchführbar, wenn die Korrekturstelle durch eine Spondylodese stabilisiert wird. Vor mehreren Jahren versuchte man mit gutem Erfolg die Reposition der Olisthesis durch Beckenextension oder Aufrichtekorsett mit Distraktionsapparat zu erreichen (SCHERB 1921, 1928, BUUS 1943, FANGERON 1951, DELCHEF 1957). Mit der ALBEE-Methode konnte die Korrektur jedoch nicht gehalten werden (FRANCILLON 1958). Aus diesem Grunde wurde später auf eine Repositionsmaßnahme verzichtet.

Bei einer leichten und mittelschweren Spondylolisthesis mit Abgleiten unter 75% ist beim ventralen Zugang die intraoperative Korrektur durch geeignete Lagerung und Reposition mittels speziellem Platzhalter zu erreichen. Die Fixation des reponierten Wirbels bildet immer noch ein Problem.

Bis in die 50er Jahre wurde an unserer Klinik meistens die dorsale Spondylodese mit Tibiaspänen nach ALBEE (1911) durchgeführt. Wegen der hohen Pseudarthroserate und den oft lang dauernden Beschwerden wurden später andere Methoden angewandt.

TAILLARD berichtete 1955 über das postoperative Wirbelgleiten mit Bandscheibenverschmälerung bei gut eingewachsenen Tibiaspänen. Aber auch bei den Spondylodesen nach HIBBS (1911) beobachteten wir in 5 von 8 operierten Fällen das gleiche Phänomen. Dies bedeutet, daß durch die gewöhnliche dorsale Spondylodese eine Zunahme des Wirbelgleitens oft nicht verhindert werden kann.

WEBER und PEYER berichteten 1973 über gute klinische Resultate trotz hoher Pseudarthroserate bei der ALBEE-Methode. Beim Vorgehen nach HIBBS und BOSWORTH (1955) ist das klinische Resultat schlechter als bei der Methode nach ALBEE. Die Methode von HIBBS und BOSWORTH ergaben 69 bzw. 55% gute Resultate, diejenige nach ALBEE 80% gute Resultate. SUEZAWA und WALKER (1978) analysierten die klinischen und radiologischen Verläufe bei Patienten, welche nach der Methode von ALBEE operiert wurden und fanden eine Korrelation zwischen Beschwerdefreiheit und ossärer Konsolidation des interkorporellen Raumes.

ROLANDER bestätigte 1966 durch seine biomechanischen Versuche, daß die echte Stabilität in einem Bewegungssegment am besten durch die Verblockung des interkorporellen Raumes erreicht wird. Die schlechten klinischen Resultate der ventralen Spondylodese aus der Mayo-Klinik (STAUFFER 1972) beeinflußten auch die Wahl der Operationsmethode, so daß diese Methode nur von bestimmten Operateuren und bei sehr streng gestellter Indikation vorgenommen wurde. Die unbefriedigenden Resultate der ventralen Spondylodese sind Folge einer häufig auftretenden Pseudarthrose.

Einen Korrekturverlust nach Reposition des Wirbels beobachteten wir bei 24 der 48 Patienten, bei welchen eine ventrale Spondylodese durchgeführt worden war, wobei das Rezidiv der ventralen und axialen Dislokation den präoperativen Zustand nie überschritten hatte. Ein Rezidiv des Wirbelgleitens und postoperative Beschwerden traten zeitlich zusammen auf, d.h. die Beschwerdefreiheit wird nur durch die Reposition des nach ventral und axial dislozierten Bewegungssegmentes und Stabilisierung der Korrektur erreicht.

Dafür spielt die postoperative Ruhigstellung eine entscheidende Rolle. Eine Pseudarthrose entwickelte sich bei 25 Patienten mit Nachbehandlung I (Tab. 14, S. 66), bei allen 8 Patienten mit Nachbehandlung II beobachteten wir durchschnittlich schon 5,5 Monate nach der Operation einen vollkommenen Durchbau der Spondylodese. Selbstverständlich kann diese kurzfristige Beobachtung mit kleinem Krankengut vorläufig nur als Tendenz betrachtet werden.

Die Tragfähigkeit der autogen implantierten Spongiosa kann durch eine Ruhigstellung von mindestens 10–12 Wochen erreicht werden (SCHRAMM 1970, MUHR und KUNISCH 1974). Hier wäre eine einwandfreie Anwendungsmöglichkeit der Elektrostimulation für den Durchbau entscheidend.

Heute gibt es verschiedene Möglichkeiten zur Stabilisierung der Operationsstelle:
1. Ideale Operationstechnik
– genügende Entknorpelung unter möglichster Erhaltung der subchondralen Schichten,
– möglichst breite Kontaktfläche der Späne,
– möglichst hohe Späne;
2. Zusätzliche Stabilisation durch Osteosynthesematerial;
3. Ergänzung der Stabilisation durch dorsale und dorsolaterale Spondylodese;
4. Geeignete Nachbehandlung;
5. Ev. Akzeleration des Durchbaues durch elektrischen Stimulator.

VII. Schlußfolgerungen

1. Die axiale Belastung des lumbosakralen Segmentes, das von frischen Leichen entnommen wurde, zeigt unter freigehaltener Bewegungsmöglichkeit in transversaler Ebene beim Bewegungssegment L5/S1 mit und ohne dorsale Komponente die folgenden Resultate:
   - Die Bandscheibe nimmt fast die ganze Kraft bei axialem Druck auf.
   - Eine transversale Kraft wurde bei axialer Belastung praktisch nicht gemessen.
   - Bei axialer Belastung mit mehr als 100 kp wird die Druckkraft zunehmend auf die dorsale Komponente übertragen. Je nach morphologischen Varianten sowie bei verschiedenen Belastungsarten kann es vorkommen, daß nur die Gelenkfortsätze die Belastungskraft einleiten durch den Anstoß des Gelenkfortsatzes L4 auf die Lamina L5.

2. Bei transversaler Belastung mit axialer Kompression haben wir folgendes Ergebnis:
   - Der dorsale Anteil nimmt ca. 90% der von dorsal nach ventral wirkenden Schubkraft auf und 10% werden auf Bandscheibe, Wirbelgelenk und Ligament verteilt. Dabei nimmt die Steifigkeit der Bandscheibe mit wachsender axialer Kompression nur geringgradig zu.
   - Eine extrem große von dorsal nach ventral auf den Lendenwirbelkörper 5 wirkende Schubkraft von 250 kp führte weder zu einer Fraktur der Interartikularportion noch der Bogenwurzel. Nur an Präparaten mit sagittal durchgetrenntem Wirbelbogen (nachgeahmte Spina bifida) konnte eine Fraktur der Interartikularportion erzeugt werden. Offenbar wirkte die Schubkraft in diesem Versuch einseitig auf einen Gelenkfortsatz. Normalerweise wird sie durch die Lamina gleichmäßig auf beide Gelenkfortsätze verteilt.

3. Durch die Messung der Kraftübertragung am mazerierten Lendenwirbelkörper 5 mittels Dehnungsmeßstreifen wurde die Belastung der Interartikularportion und der Bogenwurzel abgeklärt. Dabei wurde festgestellt, daß die Interartikularportion bei extremer Extension mit oder ohne Last etwa um 20–40% stärker beansprucht wird als die Bogenwurzel. Die letztere wird bei extremer Flexion mehr belastet als die Interartikularportion. Wir nehmen an, daß wiederholte extreme Extensionen zu mechanischer Überbeanspruchung der Interartikularportion führen, die ihrerseits Umbauvorgänge auslösen oder sogar Ermüdungsfrakturen zur Folge haben könnten. Die Gefährdung der Interartikularportion könnte durch vorbestehende Strukturschwäche bei Spina bifida, Dysplasie zusätzlich vergrößert werden.

4. Bei extremer axialer Belastung in einer Extensionsstellung von 10–20° konnte bei allen 13 frischen Lendenwirbelsäulen eine Fraktur der Interartikularportion L5 hervorgerufen werden. Bei einer Lendenwirbelsäule handelte es sich dabei um eine Synostose zwischen den beiden Querfortsätzen und Os ilium, die mechanisch die Interartikularportion schonte. Es scheint uns, daß der Druck, den die Gelenkfortsätze von L4 auf die Lamina des Arcus von L5 ausüben, beim Zustandekommen einer Fraktur mitwirkt.

5. Am häufigsten sind die Beschwerden bei leichten Fällen von Spondylolisthesis oder Spondylolyse die Folge eines vorübergehenden Versagens des gesamten Wirbelsäulenstützapparates. Die Beschwerdefreiheit wird bei fast 80% der Patienten mit konservativen Maßnahmen erzielt.

6. Bei einem Wirbelgleiten von über 50% besteht auch nach Wachstumsabschluß die Wahrscheinlichkeit einer weiteren Progredienz (86%), welche durch operative Eingriffe vorübergehend sogar beschleunigt wird.

7. Auch bei vollständigem Durchbau der dorsalen Spondylodese können die Bandscheibenverschmälerung und das Wirbelgleiten noch zunehmen.

8. Dieses Phänomen kommt infolge der Biegeverformung der dorsalen Spondylodesestelle zustande. Die Plastizität des Knochens bewirkt Umbauvorgänge, die unter dem Einfluß fortbestehender biomechanischer Faktoren zu einer Ermüdungsfraktur der Interartikularportion führen können.

9. Die langfristige Kontrolle von 150 nach ALBEE und 152 nach HIBBS operierten Patienten fiel zugunsten der ALBEE-Methode aus. Trotz des schönen Durchbaues der Spondylodese nach HIBBS

ist das klinische Ergebnis der Operation schlechter, da die schön durchgebaute dorsale Spondylodesestelle durch Flexions-, Extensions- und Rotationskräfte überbeansprucht wird. Dies führt später zur Ermüdungsfraktur an dieser Stelle. Die Stabilität der ALBEE-Spondylodese ist relativ. Häufig erreicht man bei dieser Methode erst dann Beschwerdefreiheit, wenn der interkorporelle Raum durchgebaut ist. Diese relative Stabilität führt oft zu einem schnelleren Durchbau des interkorporellen Raumes.

10. Das Ziel des operativen Eingriffes bei therapieresistenter mittel- und schwerer Spondylolisthesis ist im Prinzip die Korrektur mit genügender Stabilisation. Dabei müssen folgende Faktoren berücksichtigt werden:

– Möglichst breite Spondylodesestelle – eventuell interkorporelle und dorsolaterale Spondylodese kombinieren.

– Genügende Ruhigstellung – perfekte Nachbehandlung – mit oder ohne Anwendung von Fremd-Implantaten.

– In Zukunft eventuell Akzeleration des Durchbaues durch Elektrostimulation. Diese muß noch klinisch überprüft werden.

VIII. Literaturverzeichnis

Adkins, E. W. O.: Spondylolisthesis. J. Bone and Jt. Surg., 37-B: 48 (1955).
Albee, F. H.: Transplantation of a Portion of the Tibia into the Spine for Pott's Disease. A Preliminary Report. J. Amer. med. Ass. 57: 885 (1911).
Allbrook, D.: Movements of the Lumbar Spinal Column. J. Bone and Jt. Surg., 39-B: 339 (1957).
Allen, M. L., Lindem, M. C.: Significant Roentgen Findings in Routine Pre-Employment Examination of the Lumbosac. Spine. Amer. J. Surg. 80: 762 (1950).
Anderson, C. E.: Spondyloschiasis Following Spine Fusion. J. Bone and Jt. Surg. 38-A: 1142 (1956).
Andersson, G. B. J., Oertengren, R., Herberts, P.: Quantitative Electromyographic Studies of Back Muscle Activity related to Posture and Loading Orthop Clin. N Amer. 8: 05 (1977).
Andrae, R.: Über Knorpelknötchen im hinteren Ende der Wirbelbandscheiben im Bereich des Spinalkanals. Beitr. z. Path. Anat. u. z. Allg. Path. 82: 464 (1929).
Andry, N.: L'orthopédie. Paris, La Veuve Alix (1741).
Armstrong, J. R.: Lumbar Disc Lesions. Livingstone Ltd., Edinburgh (1952).
Bartelink, D. L.: The Role of Abdominal Pressure in Relieving the Pressure on the Lumbar Intervertebral Discs. J. Bone and Jt. Surg. 39-B: 718 (1957).
Batts, M. Jr.: Etiology of Spondylolisthesis. J. Bone and Jt. Surg. 21: 879 (1939).
Beadle, O. A.: The Intervertebral Discs. Observations on their normal and morbid Anatomy in Relation to certain Spinal Deformities. Medical Research concil. Special report series London No. 161 (1931).
Belot, J., Nadal, R.: Le glissement vertébral. Verh. 4. Internat. Kongr. Radiol. Zürich, 2: 184 (1934).
Beyeler, J., Suezawa, Y.: Non-Union in Spinal Fusion (1978).
Boehler, L., Heuritsch,: Spondylolisthesis Traumatica Vertebral Dorsalis II. Chirurg. 6: 485 (1934).
Bosworth, D. M., Fielding, J. W., Demarest, L., Bonaquist, M.: Spondylolisthesis. A Critical Review of Consecutive Series of Cases Treated by Arthrodesis. J. Bone and Jt. Surg. 37-A: 767 (1955).
Bradford, F. K., Spurling, R. G.: The Intervertebral Disc Charles C. Thomas, Springfield (1956).
Brailsford, J. F.: The Radiology of Bones and Joints J. and A. Churchill, London (1948).
ders.: Spondylolisthesis Brit. J. Radiol. 6: 666 (1933).
Brauer, W.: 15 Beitrag zur Kasuistik der Kontorsionistenschäden Z. Orthop. 86: 140 (1955).
ders.: Wirbelsäulenschäden bei „Klischnigg"-Kontorsionisten Z. Orthop. 93: 46 (1960).
Brocher, J. E. W.: Die Wirbelverschiebung in der Lendengegend. 1. Aufl. Leipzig, Thieme (1951).
ders.: Die Wirbelsäulenleiden und ihre Differentialdiagnose. 5. Aufl. Stuttgart, Thieme (1970).

Brown, T., Hanssen, R. J., Yorra, A. J.: Some Mechanical Test on the Lumbosacral Spine with Particular Reference to the Intervertebral Discs. J. Bone and Jt. Surg. 39-A: 1135 (1957).
Buus, C. E. P.: On Spondylolysis and Spondylolisthesis. Acta Orthop. Scand. 14, 1 (1943).
Calve, J., Galland, M.: The Intervertebral Nucleus Pulposus: its Anatomy, its Physiology, its Pathology. J. Bone and Jt. Surg. 12: 555 (1930).
Capener, N.: Spondylolisthesis. Brit. J. Surg. 19: 374 (1931).
Chandler, F. A.: Trisacral Fusion. Surg. Gyn. Obstetr., Chicago 48: 501 (1929).
Chandler, F. A.: Lesion of the Isthmus of the Laminae of the Lower Lumbar Vertebrae and their Relations to Spondylolisthesis. Surg. Gyn. Osst. (Chicago) 53, 273 (1931).
Charnley, J.: The Imbibition of Fluid as a Cause of Herniation of the Nucleus Pulposus. Lancet 1: 124 (1952).
Cloward, R., Buzaid, L.: Discography. Am. J. Roentgenol. 68: 552 (1952).
Cotta, H., Niethard, F.: Morphologisch-pathologische Studie zur Funktion des 5. Lendenwirbelkörpers. 25. Jahrestagung der Vereinigung Süddeutscher Orthopäden, Baden-Baden (1977).
Cozen, L.: The Developmental Origin of Spondylolisthesis. J. Bone and Jt. Surg. 43-A, 180 (1961).
Cyron, B. M., Hutton, W. C., Troup, J. D. G.: Spondylolytic fracture. J. Bone and Jt. Surg. 58-B: 462 (1976).
Davis, P. R.: Variations of the Human intra-abdominal Pressure during Weightlifting in different Posture. J. Anat. 90, 601 (1956).
Davis, P. R., Troup, J. D. G.: Pressures in the Trunk Cavities when Pulling, Pushing and Lifting. Ergonomics 7: 465 (1964).
Delchef, J.: Réduction progressive d'un spondylolisthésis chez un enfant par la rachisynthèse lombosacrée. Acta Orthop. Belg. 23, 23 (1957).
De Palma, A. F., Marone, P. J.: Spondylolysis following Spinal Fusion. Clin. Orthop. 15: 208 (1959).
De Puky, P.: The physiological Oscillations of the Length of the Body. Acta Orthop. Scand. 6: 338 (1935).
Dietrich, P.: Le spondylolisthésis est d'origine congénital. Rev. orthop. 37, 501 (Paris) (1951).
Dommisse, G. F.: Morphological Aspects of the Lumbar Spine and Lumbosacral Region. Orthop. Clin. N. Amer. 6: 163 (1975).
Dwyer, A. F.: The Use of Electrical Current Stimulation in Spinal Fusion. Orthop. Clin. N. Amer. 6: 265 (1975).
Eie, N. and Wehn, P.: Measurements of the intra-abdominal Pressure in Relation to Weight Bearing of

the Lumbosacral Spine. Mul. Oslo City Hosp. 12: 205 (1962).
Eisenstein, S.: Measurements of the Lumbar Spinal Canal in 2 Racial Groups. Clin. orthop. 115: 42 (1976).
Evans, F.: Mechanical Properties of Bone (A Monograph in The Bannerstone Division of Americal Lectures in Anatomy). Charles C. Thomas, Publisher, Springfield Illinois USA (1973).
Exner, G.: Variationen und Fehlbildungen der Wirbelsäule. In: Hdb. der Orthopädie, Bd. II (Hrsg. v. G. Hohmann, M. Hackenbroch, K. Lindemann), Thieme, Stuttgart (1958).
ders.: Zur Genese der Spondylolisthesis. Arch. Orthop. u. Unfall-Chir. 58: 306 (1965).
Farfan, H. F., Cossette, J. W., Robertson, G. H.: The Effects of Torsion on the Lumbar Intervertebral Joints: The Role of the Torsion in the Production of Disc Degeneration. J. Bone and Jt. Surg. 52-A: 468 (1970).
Farfan, H. F., Huberdeau, R. M. and Dubow, H. I.: Lumbar Intervertebral Disc Degeneration. The Influence of Geometrical Features on the Pattern of Disc Degeneration – a post mortem Study. J. Bone and Jt. Surg. 54-A: 492 (1972).
Farfan, H. F.: Mechanical Disorders of the Low Back Lea & Febiger, Philadelphia (1973).
Faugeron, P.: Spondyloptosis lumbo-sacré. Rev. orthop. 37, 504 (1951).
Fick, R.: Handbuch der Anatomie der Gelenke, unter Berücksichtigung der bewegenden Muskeln. 1. Teil: Anatomie der Gelenke. In von Bardelebens Handbuch der Anatomie des Menschen. Gustav Fischer, Jena (1904).
Francillon, M. R.: Spondylolisthesis und Spondylolyse bei Jugendlichen. Die Medizinische 4, Stuttgart 451 (1953).
ders.: Wirbelverschiebung in der Lumbalgegend. In: Handb. der Orthop. Bd. II, 419, Stuttgart, Georg Thieme (1958).
ders.: Isolierte Bogen- und Gelenkfrakturen im Bereich der Lendenwirbelsäule. 47. Kongreß der DGOT 1959, Enke, Stuttgart (1960).
Francillon, M. R. und Schreiber, A.: Beitrag zur Kenntnis der Spondylolisthesis. Arch. Orthop. Unfall-Chir. 60: 7 (1966).
Francillon, M. R.: Spondylolisthesis bei Jugendlichen. Med. Welt 26: 10 (1975).
ders.: Persönliche Mitteilungen (1977).
Friberg, S.: Studies on Spondylolisthesis. Acta Chir. Scand. Supp. 55, 82 (1939).
Galante, J.: Tensile Properties of the Human Lumbar Anulus Fibrosus. Acta Orthop. Scand. Supp. 100 (1967).
George, E. M.: Spondylolisthesis. Surg. Gyn. Ostetr. 68, 774 (1939).
Gerlach, G.: Experimentelle Untersuchungen über symmetrische Frakturen der Wirbelsäule. Arch. orthop. Chir. 33: 464 (1933).
Ghormley, R., Kirklin, B.: The obligue View for Demonstration of the Articular Facets in Lumbosacral Backache and Sciatic Pain. Am. J. Roent. 31: 173 (1934).
Gillespie, H. W.: Significance of Congenital Lumbosacral Abnormalities. Brit. J. Radiol. 22, 270 (1949).

Goecke, C.: Das Verhalten spongiösen Knochens im Druck- und Schlagversuch. Verh. Dtsch. Orthop. Ges. 20: 114 (1926).
Goecke, C.: Traumatische Wirbelumformung im Versuch. Hefte Unfallheilk. H. 8: 136 (1931).
ders.: Das Verhalten der Bandscheiben bei Wirbelverletzungen. Arch. Orthop. Unfall-Chir. 31: 41 (1932).
Groher, W.: Die Entstehung der Spondylolyse – klinische und experimentelle Untersuchungen. Orthop. Prax. 11, 214 (1975).
Gschwend, N.: Spondylolisthesis, Pseudospondylolisthesis und Osteoporose. Schweiz. med. Wschr. 95: 725 (1965).
Guentz, E.: Die Erkrankungen der Zwischenwirbelgelenke. Arch. Orthop. Unfall-Chir. 34: 333 (1934).
Gurlt, E.: Handbuch der Lehre von den Knochenbrüchen. Bd. 2, Hamm: G. Grote (1864).
Hadley, L. A.: Subluxation of the Apophyseal Articulations with Bony Impingement as a Cause of Back Pain. Amer. J. Roentgenol. 33: 209 (1935).
Hadley, L. A.: Studies on Spondylolisthesis. Amer. J. Roentgenol. 71, 448 (1954).
Hardy, W. G., Lissner, H. R., Webster, J. E., Gurdjian, E.: Repeated Loading Tests of the Lumbar Spine. Surgical Forum 9: 690 (1958).
Harmon, P. H.: Anterior extraperitoneal Lumbar Disc Excision and Vertebral Body Fusion. Clin. Orthop., 18: 169 (1960).
ders.: Anterior Excision and Vertebral Body Fusion Operation for Intervertebral Disc Syndromes of the Lower Lumbar Spine: Three – to five – Year Results in 244 Cases. Clinical Orthopaedics 26: 107 (1963).
Harnach, Z. G., Godfryd, O. and Baudysova, J.: Spondylolisthesis with Hamstring Spasticity. J. Bone and Jt. Surg. 48-A, 878 (1966).
Harrington, P., Tullos, H.: Spondylolisthesis in Children – Observations and Surgical Treatment. Clin. Orthop. 49: 75 (1971).
Harris, R. T. and Wiley, J. J.: Acquired Spondylolysis as a Sequel to Spine Fusion. J. Bone and Jt. Surg. 45-A: 1159 (1963).
Hartmann, G.: Neuer Fall von Spondylolisthesis. Monatsschrift für Geburtskunde und Frauenkrankheiten 25, 465 (1865).
Hassler, O.: The Human Intervertebral Disc. Acta Orthop. Scand. 40, 765 (1969).
Hauberg, G.: Kritische Beurteilung der konservativen und operativen Behandlung der Spondylolisthesis anhand von Spätbefunden. Verh. dtsch. orthop. Ges. 55: 171 (1968).
Herbineaux, G.: Traité sur diverses accouchements laborieux, et sur les polypes de la matrice. Bruxelles, J. L. De Boubers (1782).
Hibbs, R. A.: An Operation of progressive Spinal Deformities. The Preliminary Report of 3 Cases from the Service of the Orthopedic Hospital New York. Med. J. 93: 1013 (1911).
Hinck, C. V., Hopkins, C. E., Clark, W. M.: Sagittal Diameter of the Lumbar Spinal Canal in Children and Adults. Rad. 85: 929 (1965).
Hinderling, W.: Untersuchungen über die Bedeutung statischer und dynamischer Kräfte für die Pathogenese

der Spondylolyse und der Spondylolisthesis. Diss. Bern (1956).

Hirsch, C.: The Reaction of Intervertebral Discs to Compression Forces. J. Bone and Jt. Surg. 37-A: 1188 (1955).

ders.: Studies on the Mechanism of Low Back Pain. Acta Orthop. Scand. 20: 261 (1951).

Hirsch, C., Schajowicz, F.: Studies on Structural Changes in the Lumbar Anulus Fibrosus. Acta Orthop. Scand. 22: 184 (1952).

Hirsch, C., Nachemson, A.: New Observation on the Mechanical Behaviour of Lumbar Discs. Acta Orthop. Scand. 23: 254 (1954).

Hitchcock, H. H.: Spondylolisthesis. Observation on its Development, Progression and Genesis. J. Bone and Jt. Surg. 22-A: 1 (1940).

Hodgson, A. R., Stock, F. E.: Anterior Spinal Fusion. A Preliminary Communication on the Radical Treatment of Pott's Disease and Pott's Paraplegia. British J. Surg. 44: 266 (1956).

dies.: Anterior Spine Fusion for the Treatment of Tuberculosis of the Spine. J. Bone Jt. Surg. 42-A: 295 (1960).

Hult, L.: The Munkfors Investigation. Acta Orthop. Scand. Suppl. 16 (1954).

Humphries, A. W., Hawk, W. A., Berndt, A. L.: Anterior Interbody Fusion of Lumbar Vertebrae: A Surgical Technique. Surg. Clin. North America 41: 1685 (1961).

Hutton, W. C., Scott, J. R. R. and Cyron, B. M.: Is Spondylolysis a Fatique Fracture? Spine 2: 202 (1977).

Hutton, W. C., Cyron, B. M.: Spondylolysis. The Role of the posterior Elements in Resisting the Intervertebral Compressive Force. Acta Orthop. Scand. 49: 604 (1978).

Ingelmark, B. E., Ekholm, R.: Über die Kompressibilität der Intervertebral-Scheiben. Acta Soc. Med. Upsalien, N.S. 57: 202 (1952).

Ingelmark, B. E.: Function of and Pathological Changes in the Spinal Joints. Acta Anat. Suppl. 36 (1959).

Inoue, S., Ohki, I.: Effective Correction fo the Severe Spinal Deformity. SICOT Copenhagen, XIII. World Congreß (1975).

Ito, H.: A New Radical Operation for Pott's Disease. J. Bone and Jt. Surg. 16-A: (1934).

Jackson, D. W., Wiltse, L. L., Cirincione, R. J.: Spondylolysis in the female gymnast Clin. Orthop. 117: 68 (1976).

Jaeger, W.: Über die Spondylolisthesis. Fortschr. Röntgenstr. 52, 107 (1935).

Junghanns, H.: Spondylolisthesen, 30 pathologisch-anatomisch untersuchte Fälle. Bruns Beitr. Klin. Chir. Berlin 148, 554 (1929).

ders.: Spondylolisthesen ohne Spalt im Zwischengelenkstück. Arch. Orthop. Unfall-Chir. 29, 118 (1930).

ders.: Spondylolisthesis, Pseudospondylolisthesis und Wirbelverschiebung nach hinten. Bruns Beitr. Klin. Chir. 151: 376 (1931).

ders.: Die anatomischen Besonderheiten des 5. Lendenwirbels und der letzten Lendenbandscheibe. Arch. Orthop. Unfall-Chir., München 33, 260 (1933).

Kaneko, F.: Studies on the Relation between Spondylolysis and Developmental Anomalies of Lumbosacral Region. J. Jap. orthop. Ass. 51: 1237 (1977).

Kelly, M.: Physical Changes in the Prolapsed Disc. Lancet 2: 584 (1958).

Keyes, D., Compere, E.: The Normal and Pathological Physiology of the Nucleus Pulposus of the Intervertebral Disc. An Anatomical, Clinical and Experimental Study. J. Bone and Jt. Surg. 14, 897 (1932).

Kilian, H. F.: Schilderungen neuer Beckenformen und ihres Verhaltens im Leben. Mannheim: Verlag von Bassermann & Mathy (1854).

Kind, A.: Pathologisch-anatomische Untersuchungen bei einem Fall von geheiltem Milkmanschen Syndrom. Diss. Genf (1947).

King Liu, Y., Ray, G., Hirsch, C.: The Resistance of the Lumbar Spine to Direct Shear. Orthop. Clin. N. Amer. 6/1, 33 (1975).

Kraemer, J.: Pressure Dependent Fluid Shifts in the Intervertebral Disc. Orthop. Clin. N. Amer. 8, 211 (1977).

Kraemer, J., Brenner, H.: Gefahren für die Wirbelsäule beim Gewichtheben. Orthop. Prax. 14, 43 (1978).

Krenz, J., Troup, J. D. G.: The Structure of the Pars Interarticularis of the Lower Lumbar Vertebrae and its Relation to the Etiology of Spondylolysis. With a Report of a Healing Fracture in the Neural Arch of a Fourth Lumbar Vertebrae. J. Bone and Jt. Surg. 55-B: 735 (1973).

dies.: Die Struktur der Interarticularportion im unteren Lendenwirbelsäulen-Bereich. Z. Orthop. 112, 853 (1974).

Kügelgen, V. H.: Ein Beitrag zur Genese des Hohlrundrückens durch persistierende Bauchatmung. Z. Orthop. 114, 247 (1976).

Lambl, D.: 10 Thesen über Spondylolisthesis Zbl. Gynäk. 9, 250 (1885).

Lamy, C., Eng, B., Bazergui, A., Kraus, H., Farfan, H. F.: The Strength of the Neural Arch and the Etiology of Spondylolysis. Orthop. Clin. N. Amer. 6: 215 (1975).

Lance, E. M.: Treatment of Severe Spondylolisthesis with Neural Involvement. Jt. Bone and Jt. Surg. 48-A: 883 (1966).

Lane, A. W.: Case of Spondylolisthesis Associated with Progressive Paraplegia. Laminectomy. Lancet 71, 991 (1893).

Lange, C.: Untersuchungen über Elastizitätsverhältnisse in den menschlichen Rückenwirbeln mit Bemerkungen über die Pathogenese der Deformitäten. Z. Orthop. 10: 47 (1902).

Langenberg, W.: Morphologie, physiologischer Querschnitt und Kraft des M. erector spinae im Lumbalbereich des Menschen. Z. Anat. Entwickl. Gesch., 132: 158 (1970).

Larcher, F.: Beitrag zur Entwicklung der Lendenwirbelsäule beim Menschen. Diss. Zürich (1947).

ders.: Untersuchungen an der embryonalen Wirbelsäule zur Frage der Spondylolyse. Schweiz. med. Wschr. 77, 905 (1947).

Laurent, L. E.: Spondylolisthesis. Acta Orthop. Scand. Suppl. 35 (1958).

Lewin, P.: The Back and its Disc Syndroms. Lea & Febiger, Philadelphia (1955).

Lin, H. S., Lin, Y. K., Adams, K. H.: Mechanical Response of the Lumbar Intervertebral Joint under Physiological (complex) Loading. J. Bone and Jt. Surg. 60-A: 41 (1978).

Link, G.: Geburtsleitung bei der Spondylolisthesis. Med. Welt 21/34, 1465 (1970).

Liu, Y. K., Ray, G., Hirsch, C.: The Resistence of the Lumbar Spine to Direct Shear. Orthop. Clin. N. Amer. 6, 33 (1975).

Louis, R.: Stable Arthrodesis of the Lumbosacral Junction. SICOT, Kyoto, XIV. World Congress (1978).

Lowe, R. W., Hayes, D., Kaye, J., Bagg, J. R., Luekens, C. A.: Standing Roentgenograms in Spondylolisthesis. Clin. Orthop. 117: 80 (1976).

Luschka, H.: Die Halbgelenke des menschlichen Körpers. G. Reimer, Berlin (1858).

Luther, R., Legal, H.: Spondylolyse durch Leistungssport? Orthop. Prax. 11: 50 (1975).

Lutz, G.: Die Entwicklung der kleinen Wirbelgelenke. Z. Orthop. 104, 19 (1967).

Macnab, I.: Spondylolisthesis with an Intact Neural Arch – the so-called Pseudospondylolisthesis. J. Bone Jt. Surg. 32-B: 325 (1950).

ders.: Persönliche Mitteilungen (1974).

Macnab, I., Cuthbert, H., Godfrey, C. M.: The Incidence of Denervation of the Sacrospinales Muscles following Spinal Surgery. Spine 2: 294 (1977).

Mall, F. P.: On Ossification Centers in Human Embryos less than 100 Days Old. Amer. J. Anat. 5, 433 (1906).

Markolf, K. L.: Deformation of the Thoracolumbar Intervertebral Joints in Response to External Loads. J. Bone and Jt. Surg. 54-A: 511 (1972).

Maroudas, A., Stockwell, R. A., Nachemson, A., Urban, J.: Factors Involved in the Nutrition of the Human Lumbar Intervertebral Disc. Cellularity and Diffusion of Glucose in vitro. Journal of Anatomy 120: 113 (1975).

Martius, H.: Lehrbuch der Geburtshilfe. Thieme, Stuttgart (1962).

Merki, A., Naegelin, P.: Indikation und Technik der lumbosacralen Spanversteifung auf Grund der Ergebnisse der Klinik Balgrist. Z. Orthop. 106: 727 (1969).

Messerer, O.: Über Elastizität und Festigkeit der menschlichen Knochen. J. G. Cotta, Stuttgart (1880).

Meyer-Burgdorff, H.: Spondylolisthesis und Unfall. Arch. Orthop. Chir. 29, 109 (1930).

ders.: Untersuchungen über das Wirbelgleiten. Leipzig, Thieme (1931).

Meyerding, H. W.: Spondylolisthesis. J. Bone and Jt. Surg. 13: 39 (1931).

Mixter, W., Barr, J.: Rupture of the Intervertebral Disc with Involvement of the Spinal Canal. New England J. Med. 211: 210 (1934).

Morris, J. M., Lucas, D. B., Bresler, B.: Role of the Trunk in Stability of Spine. J. Bone and Jt. Surg. 43-A: 327 (1961).

Morris, J. M.: Biomechanics of the Spine. Arch. Surg. 107/3, 418 (1973).

Morscher, E.: Indikation und Technik der vorderen Spondylodese der Lumbalwirbel. Z. Orthop. 112, 763 (1974).

Mosimann, P.: Die Histologie der Spondylolyse. Arch. Orthop. Unfall-Chir. 53, 264 (1961).

Motoyama, N.: Embryological Studies on the Etiology of Spondylolysis. J. Jap. Orthop. Ass. 5: 52 (1930).

Mouchet, A., Roederer, C.: Le spondylolisthésis. Rev. orthop. Prais, 14, 461 (1927).

Müller, W.: Transperitoneale Freilegung der Wirbelsäule bei tuberkulöser Spondylitis. Deutsche Ztschr. f. Chir., LXXXV, 128 (1906).

Muhr, G., Kunitsch, G.: Zur Einheilung der Spongiosa-Knochentransplantate. Arch. orthop. Unfallchir. 78: 32–39 (1974).

Murray, R. O.: Stress Fracture of the Pars Interarticularis. Proceedings of the Royal Society of Medicine, 61, 555 (1968).

Nachemson, A.: Lumbar Intradiscal Pressure. Acta Orthop. Scand. Suppl. 43 (1960).

ders.: The Influence of Spinal Movement on the Lumbar Intradiscal Pressure and on the Tensile Stresses in the Anulus Fibrosus. Acta Orthop. Scand. 33: 183 (1963).

Nachemson, A., Morris, J. M.: In Vivo Measurements of Intradiscal Pressure. J. Bone and Jt. Surg. 46-A: 1077 (1964).

Nachemson, A.: The Effect of Forward Leaning on Lumbar Intradiscal Pressure. Acta Orthop. Scand. 35: 314 (1965).

ders.: The Load on Lumbar Discs in Different Positions of the Body. Clin. Orthop. 45: 107 (1966).

ders.: The Lumbar Spine: An Orthopedic Challenge. Spine 1: 1, 59 (1976).

Nathan, H.: Spondylolysis, its Anatomy and Mechanismus of Development. J. Bone and Jt. Surg. 41-A: 303 (1959).

Naylor, A., Smare, D.: Fluid Content of the Nucleus Pulposus as a Factor in the Disc Syndrome. Preliminary Report. Brit. M. J. 2: 975 (1951).

Neugebauer, F. L.: Die Entstehung der Spondylolisthesis. Zbl. Gynäk. 5, 260 (1881).

ders.: Zur Entwicklungsgeschichte des spondylolisthetischen Beckens und seine Diagnose. Diss., Dorpat (1881).

Newman, P. H., Stone, K. H.: The Etiology of Spondylolisthesis. J. Bone and Jt. Surg. 45-B: 39 (1963).

Odgers, P. N.: The Lumbar and Lumbosacral Diarthrodial Joints. J. Anat. 67: 301 (1933).

Otani, K.: Photo-elastic Study on Lumbosacral Spine Fusion. Arch. Jpn. Chir. 34: 591 (1965).

Panjabi, M. M., Brand, R. A. Jr., White, A. A.: Three Dimensional Flexibility and Stiffness Properties of the Human Thoracic Spine. J. Biomech. 9: 18,1 (1976).

Perey, O.: Fracture of the Vertebral End-plate in the Lumbar Spine. Acta Orthop. Scand. Suppl. 25 (1957).

Petter, C. K.: Method of Measuring the Pressure of the Intervertebral Disc. J. Bone and Jt. Surg. 15: 365 (1933).

Pfeil, E.: Experimentelle Untersuchungen zur Frage der Entstehung der Spondylolyse. Z. Orthop. 109: 231 (1971).

Putti, V.: Die angeborenen Deformitäten der Wirbelsäule. Fortschr. Röntgenstr. 14, 285 (1909–1910).

Raney, F. L. Jr., Adams, J. E.: Anterior Lumbar-disc

Excision and Interbody Fusion Used as a Salvage Procedure. (Proceedings of the Western Orthopedic Association) J. Bone and Jt. Surg. 45-A: 667 (1963).

Rauber, A.: Elastizität und Festigkeit der Knochen. W. Engelmann, Leipzig (1876).

Regen, E. M., Hillmann, J. W.: The Management of Low Back Pain. Veterans Administration Audiovisual Service, Washington, D. C. (1954).

Robert, H. L. F.: Eine eigentümliche angeborene Lordose, wahrscheinlich bedingt durch eine Verschiebung des Körpers des letzten Lendenwirbels auf die vordere Fläche des ersten Kreuzbeinwirbels (Spondylolisthesis Kilian) nebst Bemerkungen über die Mechanik dieser Beckenformation. Mschr. Geburtskunde u. Frauenkrankheiten, Berlin 5, 81 (1855).

Roche, M. B.: Pathology of Neural Arch Defects: Dissection Study. J. Bone and Jt. Surg. 31-A: 529 (1949).

Rokitansky, C.: Beiträge zur Kenntnis der Rückgratskrümmungen und der mit denselben zusammentreffenden Abweichungen des Brustkorbes und Beckens. Med. Jh. österr. Staates 19.41.195 (1839) zitiert nach Morton L. T., Skinner H. A.

Rolander, S.: Motion of the Lumbar Spine with Special Reference to the Stabilizing Effect of Posterior Fusion. An Experimental Study on Autopsy Specimens. Acta Orthop. Scand. Suppl. 90 (1960).

Rompe, G.: Die röntgenologische Differentialdiagnose traumatischer Wirbelsäulenschäden. Orthop. Prax. 6: 293 (1970).

Rosenburg, N. J.: Degenerative Spondylolisthesis Predisposing Factors. J. Bone and Jt. Surg. 57-A: 467 (1975).

Rowe, G. G., Roche, M. B.: The Etiology of Separate Neural Arch. J. Bone and Jt. Surg. 35-A: 102 (1953).

Runge, C. F.: Roentgenographic Examinations of the Lumbosacral Spine in Routine Pre-employment Examinations. J. Bone and Jt. Surg. 36-A: 75 (1954).

Scaglietti, O., Frontino, G., Bartolozzi, P.: Technique of Anatomical Reduction of Lumbar Spondylolisthesis and its Surgical Stabilization. Clin. Orthop. 117: 164 (1976).

Scherb, R.: Zur Indikation und Technik der Albee de Quervain'schen Operation. Schweiz. med. Wschr. 763 (1921).

ders.: Spondylolisthesis, Sacrum acutum, Sacrum arcuatum. Regio lumbosacralis fixa als häufige Ursache von Kreuzschmerzen. Z. Orthop. 50: 304 (1928).

Schlueter, K.: Die Spondylolisthesis, ihre statische Kompensation und therapeutischen Konsequenzen. Verh. dtsch. Orthop. Ges. 43, 335 (1956).

Schmorl, G.: Über die an den Wirbelbandscheiben vorkommenden Ausdehnungs- und Zerreißungsvorgänge und die dadurch an ihnen und der Wirbelspongiosa hervorgerufenen Veränderungen. Verh. dtsch. Path. 22: 250 (1927).

ders.: Über bisher nur wenig beachtete Eigentümlichkeiten auswachsender und kindlicher Wirbel. Arch. Clin. Chir. 150: 420 (1928).

Schmorl, G.: Verkalkung der Bandscheiben der Wirbelsäule nebst Bemerkungen über das Verhalten der Bandscheiben bei infektiöser Spondylitis. Fortschr. Röntgenstr. 40: 18 (1929).

Schmorl, G., Junghanns, H.: The Human Spine in Health and Disease. Grune & Stratton, New York (1959).

Schneider, A.: Die Beckenaufrichtung bei der Spondylolisthesis. Orthop. Prax. 11, 226 (1976).

Schoellner, D.: Ein neues Verfahren zur Reposition und Fixation bei Spondylolisthesis. Orthop. Prax. 11, 270 (1975).

Schramm, B.: Klinische und experimentelle Untersuchungen über die Transplantation autologer Spongiosa. Hefte zur Unfallh. 104 (1970).

Schreiber, A.: Ungeklärte Spondylolisthesis-Probleme. Verh. dtsch. orthop. Ges. 55: 154 (1968).

ders.: Spondylolisthesis und Trauma. Z. Orthop. 112, 165 (1974).

Schulitz, K. P., Niethard, F.: Beanspruchung der Interarticularportion – Kraftflußmessung im Hinblick auf die Spondylolyse-Entstehung. 25. Jahrestagung der Vereinigung Süddeutscher Orthopäden, Baden-Baden (1977).

Severin, E.: Degeneration of the Intervertebral Discs in the Lumbar Region. Acta Chir. Scand. 89: 378 (1943).

Sherman, F. C., Wilkinson, R. H., Hall, J. E.: Reactive Sclerose of a Pedicle and Spondylolysis in the Lumbar Spine. J. Bone and Jt. Surg. 59-A: 49 (1977).

Shore, L.: On Osteo-arthritis in the Dorsal Intervertebral Joints. A Study in Morbid Anatomy. Brit. J. Surg. 22: 833 (1935).

Snijder, J. G. N., Seroo, J. M., Snijder, C. J., Schijkens, A. W. M.: Therapy of Spondylolisthesis by Repositioning and Fixation of the Olisthetic Vertebra. Clin. Orthop. 117, 149 (1976).

Spurling, R. G.: Lesions of the Lumbar Intervertebral Disc. Charles C. Thomas, Springfield (1953).

Stauffer, R. N., Coventry, M. B.: Anterior Interbody Lumbar Spine Fusion: Analysis of Mayo Clinic Series J. Bone and Jt. Surg. 54-A: 756 (1972).

Stewart, T. D.: The Age Incidence of Neural-Arch Defects in Alaskan Natives, Considered from the Standpoint of Etiology. J. Bone and Jt. Surg. 35-A: 937 (1953).

Suezawa, Y.: The Clinical and Biomechanical Importance of Postoperative Vertebral Slipping. SICOT, Kyoto, XIV. World Congress (1978).

ders.: Biomechanics of the Lumbosacral Spine and its Clinical Significance. SICOT, Kyoto, XIV. World Congress (1978).

Suezawa, Y., Walker, N.: Progredientes Wirbelgleiten bei schwerer Spondylolisthesis. Z. Orthop. 116: 382 (1978).

Sullivan, C. R., Bickel, W. H.: The Problem of Traumatic Spondylolysis. A Report of three Cases. Am. J. Surg. 100:698 (1960).

Sullivan, J. D., Farfan, H. F.: The Crumpled Neural Arch. Orthop. Clin. N. Amer. 6: 199 (1975).

Taillard, W.: Le spondylolisthésis chez l'enfant et l'adolescent. Acta Orthop. Scand. 24: 115 (1954).

ders.: Les spondylolisthésis. Paris, Masson et Cie, Editeurs (1957).

ders.: Die Spondylolisthesen. In: Die Wirbelsäule in Forschung und Praxis, Bd. 11. Hippokrates, Stuttgart (1959).

Taylor, T. K. F.: Anterior Interbody Fusion in the Management of Disorders of the Lumbar Spine (Proceedings of the Combined Orthopaedic Associations in Sidney, Australia). J. Bone and Jt. Surg. 52-B: 784 (1970).

Toendury, G.: Beitrag zur Kenntnis der kleinen Wirbelgelenke. Z. Anat. 110: 568 (1940).

ders.: Zur Entwicklung funktioneller Strukturen im Bereich der Zwischenwirbelscheiben. Schweiz. med. Wschr. 77: 643 (1947).

Toendury, G.: Neuere Ergebnisse über die Entwicklungsphysiologie der Wirbelsäule. Arch. Orthop. Unfall-Chir. 45: 313 (1952).

ders.: Anatomische Betrachtungen zur Entwicklung des Lendenwirbelsäulen- und Kreuzbeingebietes mit besonderer Berücksichtigung der Spondylolisthesis. Hefte Unfallhk. 48, 124 (1955).

ders.: Über neuere Erkenntnisse zur Entwicklung der Wirbelsäule und ihre Bedeutung zum Verständnis von Wirbelsäulenmißbildungen. In: Die Wirbelsäule in Forschung und Praxis, Bd. 5 (1958).

ders.: Entwicklungsgeschichte und Fehlbildungen der Wirbelsäule. In: Die Wirbelsäule in Forschung und Praxis, Bd. 7 (1958).

ders.: Persönliche Mitteilungen (1978/79).

Troup, J. D. G., Chapman, A. F.: The Strength of the Flexor and Extensor Muscles of the Trunk. J. Biomechanics 2: 49 (1969).

Troup, J. D. G.: Mechanical Factors in Spondylolisthesis and Spondylolysis. Clin. Orthop. 117, 59 (1976).

ders.: The Etiology of Spondylolysis. Orthop. Clin. N. Amer. 8: 57 (1977).

Ulrich, S. P.: Häufigkeit von Rückenschmerzen bei Schülerinnen. Sportarzt u. Sportmed. 26, 59 (1975).

Unander-Scharin, L.: A Case of Spondylolisthesis Lumbalis Acquisita. Acta Orthop. Scand. 19, 536 (1950).

Van Rens, Th. J. G.: Erfahrungen mit der vorderen lumbalen Spondylodesis bei der Kreuzschmerzenbehandlung. Z. Orthop. 102, 546 (1967).

Virgin, W. J.: Experimental Investigations into the Physical Properties of the Intervertebral Disc. J. Bone and Jt. Surg. 33-B: 607 (1951).

Von Torkus, D.: Seltene Veränderungen der Zwischenwirbelgelenke bei Spondylolyse und Spondylolisthesis. Verh. dtsch. Orthop. u. Traumatolog. Ges. 55, Kgr. 207 (1968).

Wakabayashi, W.: A Study of Lumbar Disorders in Athletes with Special Reference to the Posture Taking Weight Lifting Style Jpn. 5, Phys. Fitness Sports med. 26, 1 (1977).

Weaver, J. K., Chalmers, J.: Cancellous Bone: its Strength and Changes with Aging and an Evolution of Some Methods for Measuring its Mineral Content. 1. Age Changes in Cancellous Bone. J. Bone Jt. Surg. 48-A: 289 (1966).

Weber, B. G., Zimmermann, H.: Die transabdominale intercorporelle Spondylodese bei Spondylolisthesis, Technik und Ergebnisse. Verh. dtsch. Orthop. Ges. 55: 178 (1968).

Weber, A., Peyer, J.: Ergebnisse der dorsalen lumbosakralen Spondylodese. Z. Orthop. 112: 779 (1974).

Weis, E. B. Jr: Stresses at the Lumbosacral Junction. Orthop. Clin. N. Amer. 6/1, 83 (1975).

White, A. A.: Analysis of the Mechanics of the Thoracic Spine in man: an Experimental Study of Autopsy Specimens. Acta Orthop. Scand. Supp. 127 (1969).

White, A. A., Hirsch, C.: An experimental Study of the immediate Load Bearing Capacity of some commonly used Iliac Bone Grafts. Acta Orthop. Scand. 42, 482 (1971).

White, A. A., Jupiter, J., Southwick, W. O., Panjabi, M. M.: An experimental Study of the immediate Load Bearing Capacity of three Surgical Constructions for Anterior Spine Fusions. Clin. Orthop. 91, 21 (1973).

Willis, T. A.: The Separate Neural Arch. J. Bone Jt. Surg. 13: 709 (1931).

Wiltse, L. L.: The Etiology of Spondylolisthesis. J. Bone Jt. Surg. 44-A: 539 (1962).

Wiltse, L. L., Widell, E. H., Jackson, D. W.: Fatique Fracture: the Basic Lesion in Isthmic Spondylolisthesis. J. Bone and Jt. Surg. 57-A: 17 (1975).

Wolff, J.: Das Gesetz der Transformation der Knochen. Hirschwald, Berlin (1892).

Zielke, K.: Lumbosacrale Spondylodese unter Verwendung des Harrington-Systems. Orthop. Prax. 11, 255 (1976).

Zimmermann, H.: Beitrag zur ventralen intercorporellen Spondylodese des Lumbosacralbereichs. Z. Orthop. 105, 303 (1969).

Zippel, H.: Zur Spondylolyse und Spondylolisthesis bei Wirbelmißbildungen im Kindes- und Jugendalter. Z. Orthop. 103, 432 (1967).

Sachverzeichnis

Abstand 35, 84
–, zwischen Spitze der Gelenkfortsätze L_4 und Grube der Lamina L_5 35, 84
Anomalien 16
–, lumbosakrale 16
Anulus fibrosus 13
–, Eigenschaften 13
– –, mechanische 13
Arteria
–, iliaca 60
–, nutricia 16, 90
–, sacralis media 60
Aufnahmen
–, ap 76
–, schräg 77
–, seitlich 77
– –, Winkel zwischen Achse des kaudalen Gelenkfortsatzes L_5 und Horizontallinie 77
– –, Winkel zwischen Neigung der Deckplatten S_1 zur Horizontallinie 77
Aufrichtekorsett 93
Ausweichskoliose 43, 52
Bandscheibe 12
–, Dehnung 12
–, Dehydrierung 12
–, Elastizität 12
–, Festigkeit 13
–, fetale 12
–, Höhe 12
–, Hystheresis 12
–, intradiskaler Druck 12, 83
–, osmotisches System 12
–, Steifigkeit 22
– –, bei Normalkraft 22
– –, seitliche 24
– –, transversale 23, 24
– –, bei transversaler Belastung 22
–, Verhalten 13, 83, 84
– –, mechanisches 13, 83, 84
– – –, bei Torsion 13
–, Verschmälerung 47, 48, 53, 55
–, von Erwachsenen 12
–, Wassergehalt 12
Bauchgefäße 63
Beckenthrombose 57
Befund 89
–, histologischer 89
–, röntgenologischer 63
Begleitbefund 43
–, radiologischer 43
Belastung s. auch Belastungskraft
–, axiale 12, 22, 40, 83
– –, extreme 40
– – –, in Extension 40
–, transversale 12, 22, 83

Belastungskraft s. auch Belastung
–, axiale 12, 83
–, transversale 12, 83, 84, 91, 94
Belastungsversuch
–, axialer 20
–, extremer transversaler 25
–, in Extension 34
–, in Neutralstellung 35
–, transversaler 20, 25
Belastungsvorrichtung 29
Beobachtungszeit 60
Beschwerden 43
–, erste Manifestation 43
–, Lokalisation 43
Bewegungssegment 25
–, L_5/S_1 25
– –, Steifigkeit 25
Biegemoment 68
Blutgefäße 12
Bogendysplasie 76, 90
–, Häufigkeit 90
Bogenspalte 76
Bogenwurzel 17, 85, 87, 94
–, Druckdehnung 87
–, Fraktur 17

Cerrebend 21, 22
Claudicatio intermittens 43
–, neurogene 43
Compling effect 13

Deckplatten 67
–, Abtragung 67
Dehnung 30
–, in maximaler Extension 30, 33
–, in maximaler Flexion 30
–, in Neutralstellung 30
Dehnungsmeßstreifen 21, 26, 29
–, Kraftübertragung 26
Denervation
–, M. sacrospinalis 57
Diskographie 68
Diskushernie
–, im Olisthesisniveau 44
Distraktionsapparat 93
Druck
–, axialer (s. auch Druckkraft) 94
–, intraabdomineller 13, 91
– –, beim Gewichtheben 19
–, intradiskaler 12, 14, 83
–, intrathorakaler 13
–, osmotischer 56
Druckdehnung 31, 32, 33, 87
–, extreme Extension 31
–, maximale Flexion 32

Druckkraft
–, axiale 22, 24
–, transversale 22, 24
Druckschmerzhaftigkeit 43, 51
–, im M. sacrospinalis 43
Durchmesser
–, der Interartikularportion 78
– –, kürzester 78
–, des Wirbelkanals 79
– –, sagittaler 79, 82
– – –, reproduzierter 78, 79
– –, transversaler 79
Dysplasieindex 77

Ejakulation 71
–, retrograde 71
Elektromyogramm 68
Elektrostimulation 93, 95
Ermüdungsfraktur 17, 51, 85, 88, 94
–, der Interartikularportion 17, 85, 94
Ernährungsprozeß 56
Epoxylack 28
Extension 74
–, Beckenextension 93
–, Drahtextension 93
– –, an Dornfortsätzen 93
–, präoperative 74
–, verschiedene Methoden 92

Faserknorpel 17, 18
Focus-Film-Distanz 76
Funktionsaufnahme 68

Gallertkern 12
Gang 91
–, aufrechter 91
Gelenkfacetten 16, 91
Gelenkfortsatz 16
–, Aplasie 45
–, Länge 78
–, Neigung 82
–, Stellung 16
Gelenkspalt 78
–, Abstand zwischen oberem und unterem 78
– –, horizontaler 82
–, Neigung 78
Gewicht 19
Gipskorsett 68
–, probatorisches 68
Gruben 28, 35, 83, 84, 88
–, der Lamina L_5 28, 35, 40, 41
–, der unten liegenden Lamina 83, 84, 88
Grundplatten 67
–, Abtragung 67

Halo-pelvic-traction 93
Halotraction 92
Harrington 73
–, Instrumentarium 92
Hyperlordose 16
–, der Lendenwirbelsäule 16
Hyposensibilität 51

Instrumentarium 60, 92
–, Harringtoninstrumentarium 92
–, Repositionsinstrumentarium 92
Interartikularportion 15, 94
–, Biegemoment 41
–, Bildungsstörung 15
–, Deformation 91
–, Dysplasie 15, 80
–, Elongation 67
–, Fraktur 15, 16, 17, 25, 40, 83, 85, 94
– –, Ermüdungsfraktur 17, 85, 94
– –, isolierte 38
–, Hypertrophie 89
–, Ossifikationsstörung 15
–, Umbau 16
–, Zangeneffekt 41
Isthmus 17, 90, 91

Kasuistik 60
–, ventrale Spondylodese 60
Knochenfestigkeit 33, 87
–, beim Druck 33, 87
–, beim Zug 33
Knochenmanschette 15
–, perichondrale 15
Knochenspan 56
–, Biegefähigkeit 56
–, Umbauvorgänge 56
Knorpelplatten 12
Kompacta 17
Komplexbelastung 13, 14
Komponente 13, 94
–, dorsale 13, 14, 94
– –, mechanische Rolle 13, 18
– –, Verhalten 24
Kompressionskraft 59, 61
Korrektur 60, 63
–, intraoperative 60
–, präoperative 70
Korrektureffekt 59
Korsett s. Gips- und Aufrichtekorsett
Kraft 24
–, Axial- 24
–, Normal- 24
–, Transversal- 24
–, Kompressions- 57
Kreuzstich 21

Lamina 25, 56, 83, 90
Lendenmieder 45
Lendenwirbelsäule 17, 35
–, Belastungsversuch 35
–, Beweglichkeit 43
–, Fraktur bei Flexion 17
– –, maximale Flexion 17
–, Lordosierung 44
Ligament 57, 94
Liquoruntersuchung 68
Lordosierungsversuche 17
–, zyklische 17
Lumbalgie 64
Lungenembolie 57

Sachverzeichnis

Material 85
–, anisotrop inhomogen 85
–, isotrop homogen 85
Meßmethode 42, 77
–, nach Taillard 42, 77
Metaplasie 18
–, chondroide 18
–, osteoide 18
Mikrofissuren 18
Mißbildungen 11
–, Häufigkeit 14, 15
–, kombinierte 15
–, kongenitale 14
Motorische Störungen 43, 51
Muskulatur 91
–, Bauchmuskulatur 91
–, Rückenmuskulatur 91
Muskulus
–, multifidus 16
–, rectus abdominis 60
Myelographie 68

Nachbehandlung 59, 61, 63, 66, 67, 68
Neigung 19
–, der Bandscheibenebene (Winkel β) 19
–, der Wirbelgelenkfläche (Winkel α) 19
Nervus
–, sympathicus 63
Neutralstellung 35
Nucleus pulposus 12

Onkose 18
Operationsalter 60
Operationsindikation 68
–, Kompression des Duralsackes oder der Nervenwurzel 68
–, postoperative Zunahme des Wirbelgleitens 68
–, Probleme 68
– –, soziale, psychologische, familiäre, berufliche 68
–, Pseudarthrose 61
–, Überbeanspruchung 68
– –, Ermüdungsfrakturen 68
Operationsmethode 73
–, retroperitoneale 60
– –, typischer paramedianer Zugang 60
–, Wahl 73
Operationsmikroskop 60, 71
Operationstechnik 68
operative Eingriffe 53
–, Ziel 53
– –, Reposition 53
– –, Stabilisation 53
Osteonekrose 16, 17
Oszillation 12

Peritonaeum 60
Platzhalter 60
Plexus präsacralis 57, 60
Plica umbilicalis 60
Prozeß 18
–, abgeklungener 18
Processus 16
–, articularis 17

– –, superior 17
– –, mamillaris 16
Pseudarthrose 17, 42, 47, 51, 63, 61
–, Bildung 66
–, Rate 55, 57
–, typischer Fall 52
Pseudospondylolisthesis 43, 45
Pump-Mechanismus 56

Radikuläre Zeichen 43
Ramus 57
–, dorsalis 57
Rectusscheide 60
–, hintere 60
Reflex 51
Reklination 16
–, maximale 16
– –, Fraktur der Interartikularportion 16
Reoperation 51
Reposition 45, 53, 67
–, des Gleitwirbels 45
– –, präoperativ konservativ 45, 70
– – –, durch verschiedene Extensionen 70, 74
–, Instrumentarium 92
Repositionseffekt 42
Resultat
–, klinisches 45, 61
Röntgenbefund 63
–, Korrektur und ihr Verlust 63
–, Pseudarthrose 63
Röntgenverlauf 43
Rückenmuskulatur 20, 91
–, Kraft 20
– –, in extremer Extensionsstellung 20
– –, in Flexionsstellung 20
Ruhigstellung 57, 61
–, postoperative 57, 61
Rüttelschmerz 43

Sandwichbett 61
Scherkraft 17, 57, 66, 67, 85
Schiebkraft 83
Schubkraft 83
Schlußplatte 13
–, Festigkeit 13
Schwangerschaft 45, 51
–, gynäkologische Komplikationen nach Spondylodese 45
Schwerlinie 28, 68
Spanentnahmestelle 51
Spina 16
–, bifida 16, 24, 43, 76, 94
– –, nachgeahmte 94
Spondylodese 42
–, Bosworth mit H-Span 52
–, dorsale 42, 50, 71
– –, interkorporelle 50, 95
– – –, Stabilisation 95
– –, nach Albee 52, 61, 93
– – –, Stabilität 95
– –, nach Hibbs 50, 53, 93
–, dorsolaterale 50, 71, 95
–, Harrington 73

–, Knochendurchbau nach Spondylodese 89
–, ventrale 50, 57, 60, 66, 71
Spondylolisthesis
–, Aetiologie 19, 84, 90
–, Definition 14, 82
–, Häufigkeit 11, 44
–, Lokalisation 42, 44, 77
–, Mehrfachspondylolisthesis 42
–, Schweregrad 42, 52, 77
–, Symptomatik 70
– –, neurologische 70
–, Therapieplan 70
–, Untersuchung 17
– –, histologische 17
–, Zunahme 43
Spondylolyse 14, 43
–, Aetiologie 14, 15, 84
–, Definition 82
–, Häufigkeit 15
–, Lokalisation 77
–, Mehrfachspondylolyse 42
–, postoperativ aufgetretene 19
–, Schweregrad 77
–, Serienspondylolyse 16, 85
– –, bei Schlangenmenschen 16, 85
–, Ursache 19
–, Vorkommen 11, 14
– –, familiäres 14
Spondyloptose 45, 52
Spongiosa 93
–, autogen implantierte 93
– –, Tragfähigkeit 93
Spongiose 18
Stabilisation 53
–, bei operativen Eingriffen 53
Stufenbildung 43
Stützeffekt 45, 48
–, diskaler 45, 48
–, ligamentärer 45, 48
–, muskulärer 45, 48
Synostose 40, 88, 94
–, zwischen Querfortsatz L_5 und Os ilium oder Sacrum 88, 94
Szintigraphie 89

Tetracycline-Markierung 89
Theorie 14
–, dysplastische 14
–, kongenitale 14
–, mechanische 16
–, traumatische 14
–, trophostatische 15
Therapie
–, konservative 44
– –, Dispensierung vom Schulturnen und Sporttreiben 44
– –, isometrische hypolordosierende Rückengymnastik 44
–, physikalische (s. konservative) 68
Tomographie 68

Übergang 43

–, lumbosakraler 43, 76
– –, Störung 44, 76
Überlastungszeichen 51
Umbauvorgänge 18, 88, 94
–, osteoporotische 45
Umbauzone 17
Untersuchung 42
–, anatomische 80, 90
–, histologische 15, 90
–, klinische 42
– –, bei Spondylolisthesis 42
– –, bei Spondylolyse 42
–, Material für Untersuchung s. Material
–, erhöhter Prozentsatz der Spondylolyse 16
– –, Spitzensportler 16, 91
– – –, Gewichtheber 16
– – –, Leichtathletinnen 16
– – –, Ringkämpfer 16, 91
– – –, Turnerinnen 16, 91
–, radiologische 20

Vena
–, iliaca 60
–, sacralis media 60

Verhältnis 53
–, Lyse zu Olisthesis 53
Verschiebung 24
–, extreme 24
– –, noch ventral 24
–, in frontaler Ebene 24

Wasserstoffperoxid 28
Winkel
–, Sakralwinkel 80
–, lumbosokraler 80
Wirbelbogen 15
–, Ossifikation 15
–, Wachstum 90
Wirbelgelenke 16, 94
–, kleine 16
Wirbelgleiten 44
–, progredientes 11, 44, 45, 48
– –, postoperatives 51, 68
–, rezidives 93
Wirbelkanal 76
–, breiter 44
–, frontaler Durchmesser 76
–, sagittaler Durchmesser 79
– –, kürzester sagittaler Durchmesser 77
– –, reproduzierter sagittaler Durchmesser 77, 78
–, transversaler Durchmesser 79
Wirbelkörper 13
–, Festigkeit 13
–, Ossifikation 14
Wirbelsäule 12
–, Belastbarkeit 52
–, Elastizität 12
–, Entwicklung 15

Zahnradphänomen 16
Zangeneffekt 41, 85
Zugdehnung 32, 33, 85

Die Wirbelsäule in Forschung und Praxis
Herausgegeben von H. Junghanns, Frankfurt am Main

WS Band 58

Biomechanische Veränderungen im lumbalen Bewegungssegment

Von J. Krämer, Neuss. 1973, 116 Seiten, 68 Abbildungen, eine Tabelle, brosch. DM 58,– 3-0334

Unter den chronischen Leiden, die insgesamt einen zunehmend größeren Anteil der Ursachen für Arbeitsausfall und vorzeitig gestellte Rentenanträge stellen, stehen die degenerativen Veränderungen des Bewegungsapparates und unter ihnen wieder die Bandscheibenschädigungen der Wirbelsäule an erster Stelle. In der vorliegenden Arbeit wird versucht, Einblick in die biomechanischen Vorgänge im Bewegungssegment (Junghanns) der Wirbelsäule zu gewinnen und Schlußfolgerungen für Behandlung und Prävention der wirbelsäulenbedingten Leiden zu ziehen.

WS Band 72

Skoliose und Kyphose. Operative Behandlung der Wirbelsäule vom vorderen Zugang

Herausgegeben von K. Zielke. 1978, 176 Seiten, 110 zum Teil farbige Abbildungen, Leinen DM 94,– 3-0416

„Die Zugangswege – Thorako-/Phreno-/Lumbotomie – werden beschrieben. Der Schwerpunkt liegt auf der Skoliosekorrektur nach Dwyer und auf dem neuen Verfahren Ventrale Derotationsspondylodese (VDS). Letztere meidet die Nachteile der Dwyer-Operation. Die Technik wird geschildert, auf die Indikation eingegangen."

WS Band 75

Nomenclatura Columnae Vertebralis
Wörterbuch der Wirbelsäule

Zusammengestellt und erläutert von H. Junghanns. 1977, 280 Seiten, 68 Abbildungen, Leinen DM 134,– 3-0402

„Mit der Aufstellung einer sechssprachigen Terminologie macht das Wörterbuch der WS den Anfang zu einer international einheitlichen Benennung der Fachbezeichnungen mit dem Ziel, die Fachwörter auf einen unverwechselbaren Begriff von eindeutigem Sinngehalt festzulegen. Das Buch wird bald unentbehrlich sein."

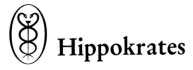 **Hippokrates** *Preisänderungen vorbehalten*

Die Wirbelsäule in Forschung und Praxis
Herausgegeben von H. Junghanns, Frankfurt am Main

WS Band 80

Biomechanik der Lendenwirbelsäule

Von H. S. Farfan. Bearbeitet u. a. dem Engl. übers. von H. Erdmann. 1979, XVI, 264 Seiten, 219 Abbildungen, 33 Tabellen, Leinen DM 118,–   3-0443

„Das normale Funktionsverhalten der LWS wird auf der Basis dieses theoretischen Grundgerüstes systematisch untersucht, und die Funktionsstörung wird ihrerseits als Ausdruck eines Fehlverhaltens der normalerweise gültigen, mechanischen Bedingungen begreiflich gemacht."

WS Band 85

Die menschliche Haltung und die Wirbelsäule

Von M. A. Rizzi. Mit Beiträgen von 5 Mitarbeitern. 1979, 168 Seiten, 169 Abbildungen, Leinen DM 86,60   3-0459

„Häufig ist eine Definition der menschlichen Haltung versucht worden, doch nie gelang eine befriedigende Formulierung. Aufgrund mathematischer Modelle, die in einfacher Art die Belastung der WS und des Beckens erfassen, stellt der Autor eine Basis her, die imstande ist, die Haltung nach biomechanischem Gesichtspunkt zu definieren. Diese Betrachtungsweise dient als Grundlage für eine Analyse der Anatomie, der Physiologie der Haltung, der Ätio-Pathologie und der Klinik der Haltungsschäden."

WS Band 92

Wirbelsäule und Beruf.

Eine Vortragssammlung mit Beiträgen von 8 Mitarbeitern. Zusammengestellt von H. Junghanns, Frankfurt am Main. 1980, 96 Seiten mit 79 Abbildungen in 110 Einzeldarstellungen und 14 Tabellen, Lex.-8′, 250 g, kartoniert DM 58,–   3-0495

In dem Maße, in dem die körperliche Schwerarbeit zurückgeht, leidet die Wirbelsäule mehr durch Bewegungsarmut, d. h. durch das bevorzugte „Sitzleben". Es verdrängt die für die Gesundheit des Rückgrates erforderliche Bewegungsfreiheit aus dem Beruf und aus dem täglichen Leben. Bewegungsmangel, Zwangshaltung und Vibration kombinieren sich in manchen Berufen, und es kommt zu einer potenzierten Wirkung auf die Bauteile des zentralen Achsenorganes. – Durch die Berufseinflüsse wird unser Rückgrat in einer von der Arbeitsmedizin leider nicht immer genügend beachteten Weise in Mitleidenschaft gezogen und zwar häufiger und nachhaltiger als das Herz-Kreislaufsystem und die Atmungsorgane.

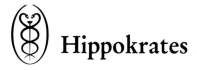

Preisänderungen vorbehalten